ERNST KÖWING

GESUNDHEIT DURCH DIE BIENEN

Der Innenteil wurde
auf chlorfrei gebleichtem Papier gedruckt.

Ernst Köwing

Gesundheit durch die Bienen

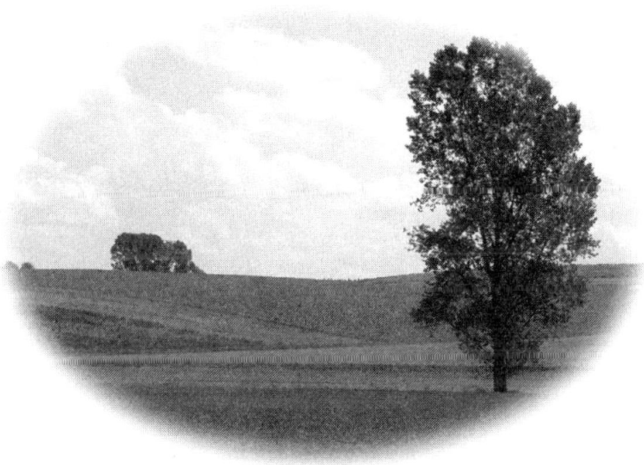

Die Hilfe der Biene zum (Über-) Leben

Immen-Verlag

Druck und Gestaltung:
Druckerei Berg, Bockhorn

Buchbinderische Verarbeitung:
Buchbinderei Kuhlmann, Oldenburg

ISBN 3-929193-00-0

EINLEITUNG

Dieses Buch (3. Auflage) wendet sich in erster Linie an den interessierten Laien und möchte auf die Möglichkeiten mit den Produkten des Bienenvolkes aufmerksam machen. Gleichzeitig hoffen wir, daß immer mehr Menschen sowohl zur Imkerei finden, als auch mit dem Bien (altdeutsch) und Bienenprodukten verantwortlich umgehen.
Hier halten wir noch eine unverfälschte Gabe Gottes in der Hand und bitten herzlich, diese nicht durch fabrikmäßige Gleichmacherei und Standardisierung zu zerstören, sondern in ihrer Vielfältigkeit als immer neuen Gruß und Möglichkeit der Natur, für unsere Wiedererlangung der inneren und äußeren Harmonie anzunehmen. Danke sagen wir den Menschen, die uns mitgeführt und uns geholfen haben, die Möglichkeiten zu erkennen.
Danke sagen wir auch und vor allem unserem Bienenvater Paul Patzer aus Grabstede, der wie immer »an allem Schuld war« (leider ist er im November 1993 verstorben), unserem lieben Brummbär Georg Meier aus Zetel (leider auch verstorben im Juni 1995), der uns erst einmal auf die Propolis und das Wachs als Heilmittel brachte, sowie den vielen Anregungen der größtenteils liebenswerten Kundschaft und Freunden.

Gibt es Zufälle? Wir glauben nicht.

Viel Spaß bei der Lektüre wünscht Ihnen

Ihr Imker Ernst Köwing

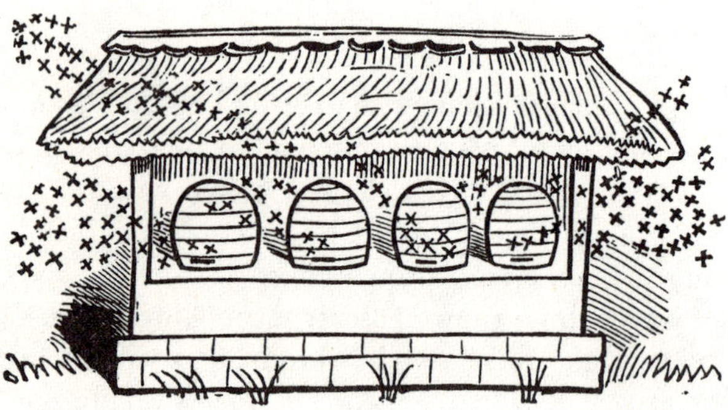

Wer Honig nachmacht oder verfälscht oder nachgemachten oder verfälschten Honig sich verschafft und in den Genuß der Menschen bringt, sollte mit Bienenstichen nicht unter 20 Stück bestraft werden.
Wer nachgemachten oder verfälschten Honig ißt, bestraft sich selber!

ÜBERSICHT

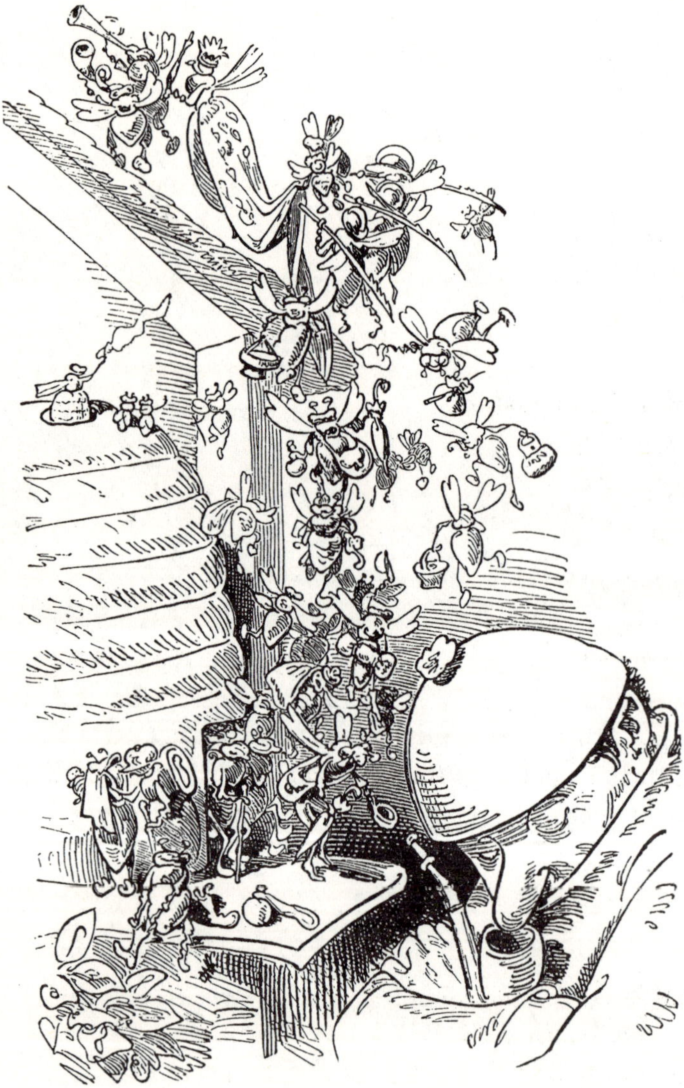

GELEITWORT

Wenn man den Titel des Buches »Gesundheit durch die Bienen« betrachtet, so wird mancher sagen: Bienen, die machen doch nur Honig. Und genau da liegt der Irrtum, dem in diesem Buche zu Leibe gerückt wird. Einem der wohl ältesten Nahrungs- und Heilmittel wird hier der Tribut gezollt, der ihm zusteht.
Seit mehr als 4000 Jahren wird systematisch Bienenhaltung betrieben und sämtliche dabei anfallenden Produkte, wie zum Beispiel Honig, Wachs, Propolis, Gelee Royale usw., wurden und werden zum Nutzen des Menschen eingesetzt. Wie es aber mit vielen althergebrachten und überlieferten Dingen so ist, sie geraten mit der Zeit in Vergessenheit. Es ist Menschen wie dem Imker Ernst Köwing zu verdanken, daß dieses Wissen um natürliche Lebensweise mit echten »Bio« Produkten nicht in Vergessenheit gerät.
Und sollten Sie sich bester Gesundheit erfreuen, so gönnen Sie sich doch einfach den Genuß von reinem Imkerhonig, der auch Ihnen den Tag versüßen wird. Also – wann starten Sie Ihre persönliche Gesundheitsreform mit gesunden Bienenprodukten?

Christian Fuchs
Apotheker aus Bockhorn / Friesland,
Apotheke »Am Markt«

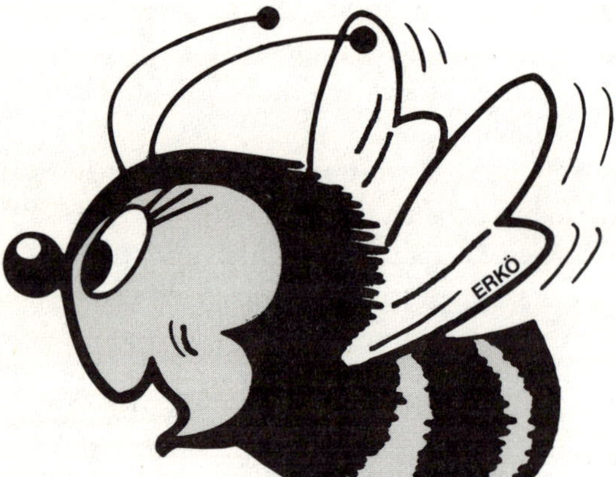
ERKÖ

VORWORT

Von jeher beschäftigten sich Menschen mit der Heilkraft der Bienenprodukte. Heute haben die Bienenprodukte in der Naturheilkunde eine größere Bedeutung denn je, da sie zu den wenigen von der Chemie und der zerstörten Umwelt nicht angegriffenen Naturheilmitteln gehören – sofern der Imker über entsprechendes Wissen und die dazugehörende Verantwortung verfügt. Leider ist dies nicht immer so.

Ein guter Teil anthroposophischer Denkungsweise gehört dazu; Gleiches gilt ebenfalls zur weiteren Pflege und Verarbeitung der Bienenprodukte.

Das Bienenvolk – sofern es nicht in übergroßen Vereinigungen gehalten wird, die interessanterweise in ihrem Sozialverhalten dann dem der Menschen in den Städten gleichen – ist im Stande, heute noch in Harmonie innerhalb des Bienenstockes und zu seiner Umwelt zu leben.

Seit Menschengedenken, bis weit vor der Zeitrechnung, hat sich der Mensch mit den Bienen und den aus ihrem Wissen und Fleiß heraus gewonnenen Produkten beschäftigt und sie genutzt. Zu früherer Zeit waren die »Bienenbehälter« aus Stroh, Kork, selten aus Holz und die Bienen bauten, wie sie es für richtig hielten, was für den Menschen unpraktisch war.

Heute hat der Imker Holz- oder Kunststoffbeuten mit losen Holzrähmchen, in denen die Biene baut, arbeitet und lebt. Dadurch, daß die Beuten transportabel geworden sind, ist es auch gut möglich, eine ertragreiche Bienenwirtschaft zu gestalten und zu nutzen, was die Biene uns gibt.

Sofern der Imker nicht zu sehr sündigt, was den Raub der Bienenprodukte angeht und seine Sorge der naturbelassenen Haltung der Bienen gilt, hat er ein unendlich wertvolles Gut in der Hand. Dieses Gut gilt es,

zu pflegen und zu bewahren, damit viele Menschen die Möglichkeit haben, dieses zu ihrem Nutzen einzusetzen.
Auch und gerade die Imker sollten sich wieder um das Wissen der Heilkraft der Biene bemühen; es fällt auf, daß das Grundwissen jeweils nach 1918 und 1945 stark abgefallen ist und nur noch Reste davon erhalten geblieben sind (Honigernte ist nicht alles!).
Bis ins Mittelalter hinein hat es sich in verschiedenen Gegenden gehalten, daß der Zeidler, also der Imker, der dortige Arzt war. Man kannte auch keinen anderen, und der Zeidler kurierte die Menschen wieder gesund. Dies hat sich zum Teil in den osteuropäischen und asiatischen Ländern bis zum heutigen Tage erhalten.
Ich bin kein Arzt. Ich bin ein sich bemühender Zeidler.
Noch während des letzten Krieges sind in Rußland – mangels Medikamenten – die verwundeten Soldaten mit Honig und Propolis behandelt worden. In Serbien und Kroatien wird heute Gleiches wiederholt mangels durchkommender UN-Konvois. Wie sich die Zeiten doch wiederholen.
Erst seit Mitte der 80er Jahre wird bei uns altes Wissen wieder aufgearbeitet und weitergegeben. Letzteres ist das Wichtigste.
Es gilt Wertvolles zu bewahren. Kostbarkeiten sollten wir auch als solche behandeln und mit Sinn und Verstand einsetzen. Aber selbst in dieser Zeit soll es noch in Deutschland bücherschreibende Ärzte und Ernährungswissenschaftler (mit Professoren- und Doktor-Titeln) geben, die unseren Honig verteufeln, wie im Mittelalter die Hexen. – Denn sie wissen nicht was sie tun! –
Des Pudels Kern ist, daß diese Damen und Herren in Bezug auf fabrikmäßig bearbeitete Nektarsäfte mit Namen »Honig« absolut Recht haben, aber die Unterschiede nicht kennen oder erkennen wollen (siehe auch Abschnitt: »Der Honig«). Die Bereitstellung und Aufarbeitung dieser Brühe ist schon sehr heftig. So werden beispielsweise in einer großen, nahe Hamburg gelegenen und sehr bekannten »Honigfabrik«, die vorgenannten Nektarsäfte und Honige in verrosteten Metallfässern angeliefert. Nach dem Öffnen der Fässer werden diese mit einem Heißwasser-Hochdruckgerät von außen und innen bearbeitet. Der dicke Honigkloß wird anschließend auf ein Sieb gelegt und durchgepreßt; was auf den Fuß-

boden gelaufen ist wird nicht weggeworfen, sondern in ein Auffangbecken gespritzt und ca. 17 % Wasser hineingegeben. Alsbald gibt es Aromastoffe, Haltbarkeitsmittel, Raffinadezucker, Farbstoffe und zusätzlich Eiweißverbindungen hinzu. Natürlich kommt auch feinst gemahlener Blütenpollen von der Sonnenblume oder diversen anderen Blüten hinzu, denn ein „Sortenhonig“ läßt sich besser verkaufen, als eine klare zuckerige Honigbrühe in einem auf dem Kopf stehenden Behälter. -EKELIG!-

Selbstverständlich können Sie solche Betriebe besuchen und sagen eventuell anschließend noch, wie sauber dort gearbeitet wird. Setzen Sie sich aber nie von der Gruppe unbeaufsichtigt ab und »verlaufen« sich einmal im Betrieb – dann können Sie nämlich das Staunen wirklich lernen!

Nicht in allen Gläsern auf denen Honig steht, ist Honig enthalten!

Wenn Sie beginnen, sich für Ihren Körper und Ihre Umwelt, Ihre Lebensmittel zu interessieren und möglicherweise zu engagieren, ist eine Gefahr dabei: Sie müssen wieder lernen, zu denken und die Verantwortung für Ihren Körper zu übernehmen.
Wir warnen Sie davor, denn es könnte Ihr ganzes Denken und Handeln beeinflussen – Sie müßten irgendwann Ihre Konsumhaltung überdenken – und das ist zumindest unbequem.
Haben Sie Mut und denken Sie selbst, bilden Sie sich Ihr ganz persönliches Urteil, lassen Sie sich nicht von jeder Werbung überzeugen – längst nicht alle meinen es gut mit Ihnen! Und in der Verwendung der Ihnen zur Verfügung stehenden Möglichkeiten denken Sie daran: Mit den Erzeugnissen der Bienenvölker können Sie nichts falsch machen!

»Zu Risiken und Nebenwirkungen fragen Sie Ihren wissenden Imker oder dessen Biene!«

Die Bäume der Chemie dürfen nicht in den Himmel wachsen, denn der Glaubenslehrsatz der neuen Lehre »außerhalb der Chemie und der Technik gibt es kein Heil« ist so falsch, wie nur etwas falsch sein kann! Das Gegenteil allerdings auch.

Langsam erkennen wir – unsere Wissenschaftler – aus den Folgeerscheinungen, Resistenzen der Bakterien, Viren und Mikroben, Ablagerungen in Mensch, Tier und Umwelt, daß die Schöpfung, die Natur »möglicherweise« doch Recht hat. Auch Sie kennen genügend Beispiele (BSE, Schweinepest, usw.). Man macht es Ihnen auch über die jeweilige Werbung sehr schmackhaft und weiß doch, daß damit irgend etwas nicht stimmt, wie: *»Rufen Sie uns zum Null-Tarif an, wir klären Sie auf – Chemie im Dialog«.*

Und laßt bitte, bitte die Hände von der Gen-Manipulation!

»Wie krank muß der Mensch sein,
daß er seine eigene Apotheke zerstört?«

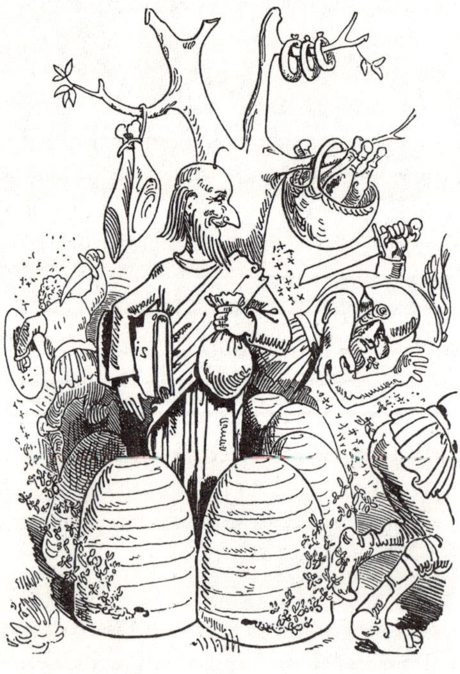

Friedlich lächelt Virgil,
umsäuselt von sumsenden Bienen WILHELM BUSCH

WIE WIRKEN BIENENPRODUKTE?

»Wie wirken denn Bienenprodukte?« ist eine Frage, die uns kaum gestellt wird. Dennoch halten wir es für zu wichtig, bereits hier mit unserer Information einzusetzen.
Bienenprodukte bieten überaus interessante Möglichkeiten, über die es spannende bis unglaubliche Geschichten zu berichten gibt und beinhalten gleichzeitig den ältesten Arzneistoff der Menschheit, dem aus Gründen, die wir nicht bewerten möchten, Teile der sogenannten Schulmedizin – wie allen Naturheilmitteln – skeptisch bis absolut ablehnend gegenüber stehen.
Die Vorbehalte sind im Grunde sehr leicht zu entkräften. Zum einen kann man jahrtausende altes Wissen nicht mit Begriffen wie Barfußmedizin und Außenseitermedizin abqualifizieren, zum anderen handelt es sich um *die* konservative Methode schlechthin. Nicht unbedingt sich im Altruismus zu rekrutierende Beweggründe »der Chemie« und des Konsumdenkens wollen wir untersuchen, da mag der geneigte Leser selbst entscheiden.

Was haben unsere Großeltern immer gesagt?: »Gegen jede Krankheit ist ein Kraut gewachsen, nur gegen die Dummheit nicht«.

Zudem übersehen jene, die bereits bei der Erwähnung der Naturstoffe der Bienen, insbesondere Propolis abwinken, daß ein erheblicher Teil der Wirkungen der Naturheilstoffe inzwischen mit den modernsten Mitteln nachgewiesen, erklärt und bestätigt wurde.
Der Anteil der Ärzteschaft, die die Wirkungs- und Heilweisen der Bienenprodukte voll akzeptieren, wird täglich größer und viele Menschen haben begriffen, daß es so auch nicht weitergehen kann.

Oder was glauben Sie, woher die häufigen Hautkrankheiten, die diversen Krebsleiden, Immunschwächen oder Ähnliches kommen ?

Das Immunsystem

Der beste Schutz gegen jede Art von Krankheit ist ein intaktes Immunsystem bzw. viele gesundheitliche Störungen sind Hinweise auf eine Überforderung unseres Immunsystems, unserer körpereigenen Abwehr. Wir wollen versuchen, in vereinfachter, aber verständlicher Form, die Zusammenhänge aufzuzeigen.
Stellen Sie sich den Organismus als einen wohlorganisierten Staat vor; die drohenden Krankheiten als das Heer seiner angreifenden Feinde. Diese Feinde sind gewitzt und kennen viele Tricks und Schliche, den Gegner zu schwächen und in den Organismus einzudringen. Zum Beispiel über die Haut, die Atemluft, offene Wunden, durch Nahrungsmittel, Augen, Ohren, Schleimhäute usw. Unser Organismus hat aber seine eigene Wache; er ist beileibe nicht hilflos!
Sein wohlorganisiertes Abwehrsystem, sein Immunsystem reagiert. Zunächst stellen sich dem Angreifer die sogenannten Makrophagen entgegen. Sie schlucken den Angreifer, zerlegen ihn in Bruchstücke und kleben diese Bruchstücke an ihre Außenhaut.
Dadurch ändert sich ihr Schutzschild, das sogenannte Antigen. Überall in unserem Körper schwimmen T-Lymphozyten wie Spürhunde umher. Sie halten Ausschau nach Makrophagen, die ihr Schutzschild verändert haben. Und hier helfen sie mit: sie vermehren sich unendlich rasch, weil sie wissen, daß überall da, wo ein Feind ist, noch weitere sein können. Deshalb schütten sie auch Lymphokine aus. Das sind »Signalläufer«, die flink weitere Makrophagen herbeirufen. Gleichzeitig legen sie »Gedächtniszellen« im Immunsystem an, in denen sie die Information des erkannten Feindes speichern. Somit können sie Freund und Feind in Zukunft besser unterscheiden und bereits vorsorglich B-Lymphozyten bilden, die auf diese spezielle Angreiferart vorbereitet sind.
Sie erkennen: Es gibt ein unspezifisches Abwehrsystem, die Makrophagen und ein spezifisches Abwehrsystem, die B-Lymphozyten.

Erst nach Erledigung dieser Aufgaben töten bestimmte herbeigerufene Killer-T-Zellen die an der Außenhaut der Makrophagen gefangenen, zerstückelten, aber noch lebensfähigen Eindringlinge. Wiederholt sich ein solcher Angriff mit bereits bekannten Eindringlingen, hat der Angreifer bereits wesentlich schlechtere Karten. Ihm droht jetzt Gefahr von allen Seiten und unser Körper kann schnellstens und gezielt reagieren und abwehren. Man spricht von einer Grundimmunisierung.
Die B-Lymphozyten bekämpfen »ihre« Feinde nach einem ganz ähnlichen Schema wie die Makrophagen. Sie nehmen sie zunächst in sich auf, zerlegen sie und heften sie an ihre Außenhaut. Die T-Helfer- und T-Killerzellen erledigen dann das »Übrige«.

Die Stärkung des Immunsystems durch Flavonoide aus den Bienenprodukten

Unter den natürlichen Wirkstoffen aus den Bienenprodukten sind es vor allem die Flavonoide, die als Immun-Verstärker wirken. Es sind theoretisch ca. 2 Millionen verschiedene Zusammensetzungen von Flavonoiden denkbar, bisher hat die Wissenschaft aber erst ca. 500 (!) exakt nachgewiesen.
Ganz besonders reichlich sind sie in der Propolis enthalten.
Schauen wir uns die Wirkungsweise der Flavonoiden einmal an: Der erste Schritt der Antwort des Immunsystems auf einen Eindringling ist der Polizist, der Aufpasser, der Makrophag, der einen Feind schluckt. Dazu bildet er eine Vertiefung, ein Säckchen an seiner Oberfläche. Flavonoide wirken wie eine Hautcreme auf die Makrophagen, sie machen die Oberfläche geschmeidig und helfen, daß die Säckchenbildung schneller erfolgen kann und die Eindringlinge den Makrophagen nicht noch rechtzeitig entwischen können.
Außerdem helfen die Flavonoide den Makrophagen bei der weiteren Arbeit des Aufspaltens und Anheftens usw. Die Flavonoide stärken nicht nur das unspezifische Abwehrsystem, sondern auch die spezifische Abwehr der B-Lymphozyten auf ähnliche Weise, wie bei den Makrophagen. Sie erleichtern den ersten Schritt, das Schlucken des Feindes. Sie helfen

beim zweiten Schritt, der Änderung des Schutzschildes und sie machen den Signalgebern »flinke Beinchen«.

Bienenprodukte und Antibiotika

Warum – fragen Sie sich möglicherweise – geben sich die Köwings und einige andere Imker so viel Mühe, wenn wir doch die bequemen Mittelchen in der Apotheke haben? (Entschuldige, lieber Andreas B., aber Du verfügst über erheblich mehr, als »nur« über Antibiotika der heutigen Pharmaindustrie!)

Wir haben sogar drei Antworten:

a) Antibiotika wirken hauptsächlich gegen Bakterien, kaum aber gegen die beiden anderen großen Gruppen von Krankheitserregern. Bei Viren und Pilzen versagen die Antibiotika meist ihren Dienst. Außerdem wird der Körper nach relativ kuzer Zeit resistent. Propolis dagegen ist hier in gesamter Bandbreite wirksam.
b) Die Behandlung mit Antibiotika kann Nebenwirkungen haben, von denen bei einer Propolis-Anwendung (abgesehen bei vorübergehenden allergischen Reaktionen einzelner extremer Harzallergiker) noch nicht berichtet worden ist.
c) Bakterien haben die Gabe, Resistenz, d.h. Widerstandskraft gegen Antibiotika, zu entwickeln. Von einer Resistenz gegen Propolis ist nichts bekannt. Bei den Bienen hat sie sich im Laufe von mehr als 85 Millionen Jahren nicht entwickelt.

Der Amerikaner White stellte im Jahr 1900 fest, daß die Bienenstöcke frei von Bakterien waren und daß die Bienenlarven, der Pollen sowie der Honig immer steril waren. Dr. Lavie forschte über die natürliche biochemische Abwehr der Insekten und fand heraus, daß bei der Biene mindestens sieben verschiedene Antibiotika vorhanden waren, u.a. eine Substanz im Bienenkörper, in den Drüsensekreten der Arbeiterbienen, im Honig, im Pollen, im Wachs, im Gelee-Royale und natürlich im Propolis.

Propolis – die Antwort der Natur auf die Chemie:

Nur – diese Antwort war lange vor Entstehung der Chemie vorhanden! (Sie steht übrigens bereits in der Bibel, im Koran und in der Thora.) Herkömmliche Antibiotika werden von Mikroorganismen produziert, um andere gesundheitsgefährdende Mikroorganismen abzutöten. Die Antibiotika sind, weil von Bakterien oder Pilzen produziert, für den menschlichen Organismus Fremdstoffe von einer Struktur, die entwicklungsgeschichtlich weit unterhalb der des Menschen steht!
Jede fremde Struktur aber versetzt das menschliche Abwehrsystem in Alarmbereitschaft. Unser Immunsystem bekämpft nicht nur die eingedrungenen Bakterien, sondern auch das zu seiner Unterstützung verabreichte Antibiotikum. Weil das Medikament eben eine andere Struktur hat, wird es bekämpft.
Das ist noch nicht besonders tragisch, wenn es nicht zu häufig vorkommt. Deswegen ist bei antibiotischen Behandlungen stets Maß zu bewahren. Muß sich allerdings ein Körper stets mit demselben Antibiotikum auseinandersetzen, kann das sehr heftige (im schlimmsten Falle sogar tödliche) immunologische Reaktionen auslösen.

Pharmazeutische Antibiotika können den gesamten Organismus schwächen, bei Propolis-Anwendungen besteht diese Gefahr nicht. Ebenso kann es bei Propolis nie zu den gefürchteten Schädigungen der Darmflora kommen, es »schlägt auch nicht auf den Magen«, im Gegenteil, Propolis wirkt hier ebenfalls helfend, heilend und fördernd.

Propolis, die ganz private Hilfs-Feuerwehr

Der Mensch hat ein angeborenes und ein erworbenes Immunsystem. Das spezifische Immunsystem kann nur dann aufgebaut werden, wenn der Mensch bereits einmal Kontakt mit dem betreffenden Erreger gehabt hat. Krankheitserreger, die unser Immunsystem nicht erkennt, »schleichen« zunächst einmal an den Polizisten im Körper vorbei. Krankheitserreger, die unser System kennt, greifen zu einem Trick. Sie verändern sich geringfügig, und unter dieser Maske sind sie unseren Polizisten ebenfalls zunächst fremd ...

Nichts ist demzufolge wichtiger, als ein intaktes und stetig wirkungsvoll »betriebsbereites« Immunsystem. Das Immunsystem kann durch zu häufige Beanspruchung müde werden.

Das Immunsystem kann unter mancher Belastung und mittlerweile mutierten Erregern völlig versagen – auch auf Dauer, denken Sie an Aids. Wie viele der heutigen Zivilisationserkrankungen sind durch ein müdes oder versagendes Immunsystem entstanden; als Beispiele für viele nennen wir nur Neurodermitis, Psoriasis, Diabetes, Rheuma und viele, viele mehr.

Ein ernstes Wort: Zu Aids gibt es unseres Wissens nach noch keine Erfahrungen. Wir denken, daß Propolis und Gelee-Royale hier in hohen Gaben helfen, aber eine Heilung dürfen wir uns (noch?) nicht vorstellen. Ebenfalls zu einer Frage, die vielfach gestellt wird: Krebs? Es gibt Beobachtungen, die wir später noch schildern werden (siehe unter »Gelee-Royale«). Aber: Krebskranken hilft Propolis mit Sicherheit bei der Reinigung und Entgiftung der Leber, was vor allem nach der Chemotherapie so wichtig ist. Ebenso bei der Darmsanierung. Und weiter wollen und *dürfen* wir noch gar nicht gehen.

Unsere Bitte an Gesunde und Kranke: Bauen Sie Ihr Wohlbefinden und damit Ihr Abwehrsystem auf! Je mehr Flavonoide, desto größer die Alarmbereitschaft der Abwehr; desto größer die Chance, gesund zu bleiben. Die Flavonoide können auf dem Wege der Gen-Vervielfältigung neue Berufskämpfer rekrutieren. Die Konsequenz liegt auf der Hand: So viele Flavonoide wie möglich!

Gemüse enthält viele Flavonoide, Propolis enthält noch mehr. Denn das können wir von den Bienen lernen, die sich seit mehr als 85 Millionen Jahren auf Flavonoide verlassen und beste Erfahrungen mit ihnen gemacht haben: Propolis hält die Abwehr so wachsam, daß ihr bisher so gut wie keine Erreger beigekommen sind – in welcher Verkleidung sie auch immer anrücken!

Gelee Royale und Propolis helfen der Thymusdrüse

Heute weiß man, daß die Thymusdrüse für die Reifung der T-Lymphozyten ein unverzichtbarer Helfer ist. Ist die Thymusdrüse geschwächt, stößt sie weniger Hormone aus, was wiederum einen Mangel an Antistoffen mit sich bringt, der sich dann in erhöhter Anfälligkeit allen möglichen Krankheiten gegenüber zeigt.
Propolis wirkt – außer auf den bereits beschriebenen Wegen – direkt auf die Thymusdrüse ein und veranlaßt sie zu größerer Aktivität. Der Erfolg ist im Wesentlichen ein größeres Angebot an Antistoffen.
Die Ankurbelung der Thymusdrüse ist in vielen Fällen sehr wichtig, denn es gibt eine Reihe von Situationen, in denen sie aus eigener Kraft nicht zu einer optimalen und bedarfsgerechten Hormonproduktion in der Lage ist. Ihr größter Feind ist das Alter. Mit den Jahren schrumpft die Thymusdrüse schneller als andere Organe, wobei die Größe der Thymusdrüse ein Gradmesser für ihre Leistungsfähigkeit ist. Im Alter von etwa 50 Jahren hat die Thymusdrüse ein Gewicht von 10 bis 12 g. Während der Pubertät wiegt sie rund 120 g, während einer Schwangerschaft übertrifft ihre Größe sogar die des Gehirnes! Durch Stoffe wie Gelee-Royale und Propolis kann die Produktivität der Thymusdrüse sogar in Krisenzeiten und im Alter aufrechterhalten werden.
Dauerstreß verträgt die Thymusdrüse gar nicht gut, schon nach wenigen Tagen legt sie unheilvolle Zwangspausen ein und kann bis auf ein Drittel ihrer ursprünglichen Größe zusammenschrumpfen.
Interessant erscheint uns der Hinweis auf fehlende Thymushormone bei manchen Geisteskrankheiten wie zum Beispiel Mongolismus.
Es scheint so zu sein, daß die Produktion von Thymushormonen als Gradmesser für das biologische Alter eines Menschen angesehen werden kann.

Viel Thymushormone = gute Abwehrlage = Jugend und Gesundheit

... aus einer Studie von Prof. Dr. Stanislav Scheller, einem angesehenen polnischen Forscher auf dem Gebiete der Mikrobiologie:
»Propolis bremst auch jene Prozesse, die nicht nur zu einer Schwächung des Immunsystems führen, sondern auch zu dessen Erkrankung. Zu diesen Immun-

krankheiten wird beispielsweise das Rheuma gezählt. Im schlimmsten Falle dreht das Immunsystem durch und hemmt sich selbst, statt sich um die eingedrungenen Krankheitserreger zu kümmern. Das wohl schrecklichste Krankheitsbild ist Aids.«

In dieser Studie wird insbesondere die Wirkung auf das Immunsystem untersucht. Gleichzeitig werden die weiteren positiven Auswirkungen von Propolis auf Kreislauf, Stoffwechsel, körperliches Wohlbefinden und infektiöse Erkrankungen dokumentiert.

Je älter der Mensch ist, desto schwächer wird auch sein Organismus. Der Organismus verliert mithin die Fähigkeit, seine individuelle Gesundheit aufrechtzuerhalten und fremde, schädliche Substanzen abzuwehren.

»Es ist eine Zunahme der Krankheiten zu beobachten, die Folge einer Schwächung der Widerstandskraft gegen Infektionen oder gegen das Immunsystem sind. Das therapeutische Ziel ist es, diesen Prozeß zu stoppen oder ihn wenigstens zu verlangsamen.

Propolis als natürliche Substanz baut offensichtlich ein immunotrophes (zu deutsch: abwehrverstärkendes) Potential auf, was sich anhand einer Reihe positiver Ergebnisse belegen läßt.« Und das Schönste: Propolis wirkt in keiner Dosierung toxisch (also vergiftend).

Weiter Prof. Scheller: *»Propolis beschleunigt und verstärkt den Zellstoffwechsel. Propolis verjüngt die Zellen durch Zellteilung in der Hälfte der Zeit, die ohne diese Substanz erforderlich wäre. Propolis kann in vielen Fällen Staphylokokkus-Bakterien (!) die sonst gegen sämtliche Antibiotika resistent werden können, aus dem Blutkreislauf des Menschen entfernen. Der bei Allergien gefürchtete Reziprokeffekt wird ›aufgelöst‹.«*

… aus Untersuchungen in Sanatorien und Altenheimen: *Besserung des Allgemeinzustandes, gemessen an der Stärkung der Muskeln und des gehobenen Wohlbefindens. – Die positiven Wirkungen waren nicht nur im körperlichen, sondern auch im geistigen und seelischen Bereich festzustellen. – In etlichen Fällen totaler Erschöpfung kehrte das Denkvermögen und die Auffassungsgabe zurück, während das lähmende Gefühl des »Ausgepumptseins« verschwand.*

… gegen Grippe- und Herpes-Viren: *Propolis ist ein guter biogenetischer Stimulator und antibakterieller Wirkstoff, der selbst in schwersten Fällen dazu beiträgt, die Arbeitsfähigkeit wiederzufinden – Im Frühstadium einer Erkrankung hilft Propolis, den Patienten schnell und uneingeschränkt zu heilen. …*
Durch zuverlässige Ergebnisse der Grundlagenforschung ist erwiesen, daß Propolis ein *Heilwirkstoff* ist, der spezifische und unspezifische Immunitätsfaktoren stimuliert. Nach deutschem Recht darf Propolis allerdings nicht als Medikament oder Arzneimittel bezeichnet werden! Warum nur?
Allerdings versucht seit April 1993 die Pharma-Industrie Propolis als ein Wundermittel hinzustellen und es sollte in bewährte Pharma-Hände gelegt werden (ARD – 22.4.93 – 17.15 Uhr). »Den Reformhäusern müßte man den Verkauf untersagen und selbstverständlich darf dann der Imker es auch nicht mehr unter dem Ladentisch verkaufen!« – Welche Anmaßung! –
Sollte man damit Geld verdienen wollen oder will man es einfach nur denunzieren, um es somit per Gesetz vom Markt zu ziehen?
Natürlich ist Propolis ein Wundermittel, oder was halten Sie vom Wunder der Natur?
Aus Jugoslawien stammen die Untersuchungen, aus denen sich ergeben, daß Propolis nicht nur gegen Bakterien und Pilze, sondern auch gegen die dritte große Gruppe von Krankheitserregern wirksam ist, gegen Viren. Im Großversuch in Sarajevo wurde Propolis, in Honig gelöst, vorbeugend gegen Grippe und Schnupfen eingesetzt. Als die Epidemie vorbei war, stand fest: Von den Studenten, die vorbeugend Propolis erhalten haben, waren nur 9 Prozent erkrankt, von den unbehandelten dagegen 61 Prozent!
Prof. Osmanagic ist überzeugt, daß der Erfolg noch hätte besser ausfallen können, wenn eher mit der Propolisgabe hätte begonnen werden können. Die Hälfte der erkrankten Studenten sind bereits drei Tage nach Therapiebeginn erkrankt, eine viel zu kurze Zeit, als daß die günstige Wirkung von Propolis hätte zum Zuge kommen können. Aber auch hier hat Propolis geholfen, die Krankheit schnell und gut zu überstehen.
Merke: Es ist nie zu spät! Aber, je eher, desto wirkungsvoller.

Propolis, das natürliche Schmerzmittel

Wir dachten innerhalb unserer Nachforschungen schon fast, daß es in Deutschland keine Propolisforschung mehr gäbe, weil die Lobby der Chemie/Pharmazie zu stark sei; aber gefehlt!

An der Universität in Kiel ist das biochemische Institut im Fachbereich Medizin aktiv. Dort hat man sich mit der Aufklärung der immer wieder beobachteten Propoliswirkungen beschäftigt, die offensichtlich nichts mit dem Immunsystem zu tun haben – also nichts mit der Abwehr des krankmachenden Einflusses von Bakterien, Viren und Pilzen. Man hält das Rätsel für gelöst: Der entscheidende Schlüssel sind wieder einmal mehr die in der Propolis so reichlich enthaltenen Flavonoide.

Ein Punkt, an dem die Flavonoide in den Stoffwechsel eingreifen, ist nach Kieler Erkenntnissen die Bildung der Prostaglandine. Das sind fetthaltige Hormone, die fast überall im Körper vorhanden sind und an genau denselben Stellen wirksam werden wie die Flavonoide. Manche Flavonoide verhindern die Bildung von Prostaglandinen, was sich in manchen Fällen als segensreich erweist.

Diese Prostaglandine können Schmerzen verursachen. Das Wirkungsprinzip des wohl bekanntesten Schmerzmittels Aspirin besteht darin, die Prostaglandin-Bildung zu hemmen. Dasselbe können manche Flavonoide, weswegen sie auch »natürliche Aspirine« genannt werden. Diese Naturstoffe haben gegenüber dem Aspirin einen nicht zu unterschätzenden Vorteil: Sie greifen den Magen nicht an! Und sie sind für die Nerven nicht giftig, was bei manchen Mitteln gegen Magen- und Zwölffingerdarm-Geschwüren der Fall ist, die ebenfalls nach dem Prinzip der Hemmung der Prostaglandin-Bildung funktionieren.

Die Rolle als Prostaglandin-Gegenspieler erklärt auch, warum Propolis bzw. die in ihm enthaltenen Flavonoide, eine örtlich betäubende Wirkung bei Zahnschmerzen, Insektenstichen und anderen Hautverletzungen haben.

Ist ein Blutgefäß verletzt, liegt also an der Haut oder an einem inneren Organ eine blutende Wunde vor, werden die beschädigten Gefäße durch ein Eiweiß mit Namen Kollagen repariert. Die Prostaglandine aber regen die Bildung von Enzymen an, die ihrerseits wieder das Kollagen abbauen.

Die in der Propolis enthaltenen Flavonoide stören die Prostaglandine dabei und geben dem Kollagen die Chance, seine Reparaturaufgaben zu erfüllen.
Auf diesem – zugegeben etwas komplizierten – Weg trägt Propolis dazu bei, die Wundheilung zu beschleunigen. (In vielen Fällen aber kommt man bereits mit simplem Imkerhonig bei der Wundheilung aus.)
Es könnte der Eindruck entstehen, die Prostaglandine seien ausgesprochene Störenfriede. Das stimmt aber so nicht. Wie alle körpereigenen Stoffe haben sie ihren ausgeklügelten Sinn. Eine ihrer Hauptaufgaben ist es, Blutgefäße zu verengen und das Zentral-Nervensystem anzuregen. Das ist als Sofortmaßnahme überaus positiv, auch bei verletzten Gefäßen. Über die Freisetzung verschiedener Stoffe (Bradykinin und Substanz P) erzeugen die Prostaglandine Schmerzen, die als Alarmsignal einen unschätzbarenWert haben können.
Würde sich beispielsweise eine Blinddarmentzündung nicht schmerzhaft bemerkbar machen, könnte es zu dem gefürchteten Blinddarmdurchbruch mit nachfolgender Bauchfellentzündung kommen. Unbemerkt – aber mit verheerenden Folgen.
Aber die Prostaglandine haben den Nachteil, gelegentlich überschießend zu reagieren und vor allem zu lange zu wirken. In diesen Fällen ist es dann sehr hilfreich, Substanzen zur Verfügung zu haben, die den Übereifer der Prostaglandine bremsen.

Frage: Mit was stillen Sie sinnvoller Schmerzen, mit natürlichen Mitteln, die insgesamt positiven Einfluß auf Ihren Körper haben, oder mit Schmerzmitteln, die Magen und Darm schädigen und noch dazu – in manchen (vielen?) Fällen – abhängig machen können? – Drogenabhängigkeit – Zu Risiken und Nebenwirkungen ...

Umweltgifte und Propolis

Noch einen anderen Schwerpunkt hatte das Kieler Institut in Verbindung mit der Propolis: das leidige Thema der Umweltgifte. Der Mensch muß viele, zum größten Teil selbstverschuldete Umweltgifte ertragen. Dazu gehören Teer aus Tabakwaren, Öfen und Motoren sowie Schwermetalle aus der Industrie. Teer gefährdet die inneren und äußeren Oberflächen des Körpers, indem er die Schleusen in den Zellwänden behindert und – erst einmal ins Zellinnere gelangt – den Zellkern so schädigen kann, daß dieser zu Krebs entartet.

Das ist ein äußerst komplizierter, aber zugleich ungemein spannender Vorgang. Die Zelle versucht, sich gegen den Teer zur Wehr zu setzen, indem sie zu verkleben droht. Um den Angreifer loszuwerden, muß die Zelle den Teer zunächst chemisch umbauen, und zwar in eine wasserlösliche Struktur.

Das ist im übertragenen Sinne ein Spiel mit dem Feuer, denn die bei diesem Umwandlungsprozeß eingesetzten Enzyme müssen als Zwischenstufe gefährliche, hochreaktive Epoxide bilden, wenn sie überhaupt eine Chance gegen den Teer haben wollen. Den nervösen Epoxiden kann es aber leicht passieren, daß sie eine feste Verbindung zwischen den Erbanlagen der Zelle und den Teerstoffen herstellen.

Das wiederum ist für die Erbanlagen überaus bedrohlich. Sie laufen Gefahr, im Todeskampf mit dem Teer ihr Programm, ihre Erbbefehle, zu vergessen und statt dessen mit einem außer Kontrolle geratenden Wuchern zu beginnen. Dieses unkontrollierte und rasante Wuchern bezeichnen wir als Krebs.

Auch in diesem Prozeß können die Flavonoide als wahre Freunde und Helfer eingreifen. Sie wirken sozusagen beruhigend auf die nervösen Epoxide und mindern die Gefahr, daß diese eine feste Verbindung zwischen Teer und Erbanlagen herstellen. Sie sorgen dafür, daß die Epoxide ihre gefährliche Feuerwehraufgabe, den Teer zu entgiften und zum Abtransport aufzubereiten, ohne Panne bewältigen.

Im Kampf gegen die Schwermetalle verhalten sich die Flavonoide geradezu todesmutig. Sie binden sie an sich und verhindern dadurch die für unsere Gesundheit so verheerenden chemischen Reaktionen der flüchtigen Schwermetall-Ionen mit lebenswichtigen anderen Stoffen. Und lassen Sie sich nicht Kittharz als Propolis verkaufen – leider wissen die meisten Imker nicht einmal, was Propolis ist. Später mehr.

Wir hoffen, daß unsere Vorbemerkungen zum Immunsystem usw. etwas »Licht« in die Zusammenhänge im Körper bringen konnte. Bei besonderen Fragen wenden Sie sich an Ihren Arzt, Apotheker oder Ihren darum wissenden Imker.

»Wissen ist Macht!«
DEUTSCHE WEISHEIT

Jetzt ist es aber an der Zeit, sich mit den Produkten der Biene zu beschäftigen:

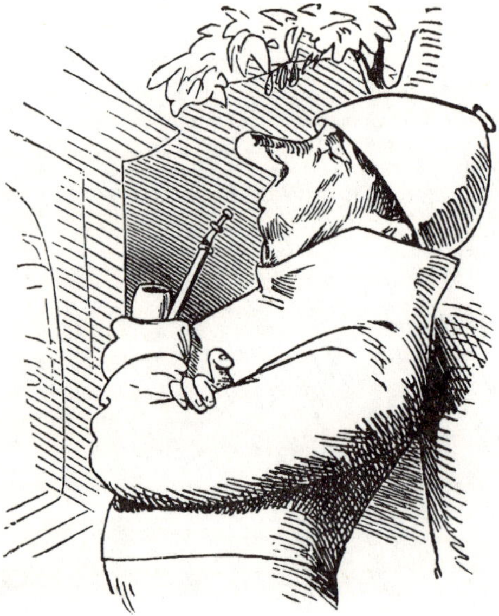

Fliege, liebe Biene, fliege
Über Berg und Tal
Auf die Blumen hin und wiege
Dich im Sonnenstrahl!
Kehre wieder, kehre wieder;
Wenn die Kelche zu;
Leg die süße Bürde nieder
Und geh auch zur Ruh!

WILHELM BUSCH

DIE BIENENPRODUKTE

Wovon sprechen wir?

Honig
Gemeint ist hier ausschließlich chemisch unbehandelter, naturreiner, handverarbeiteter *deutscher* Honig.

Pollen
Gemeint sind hier naturbelassen schonend, durch Pollenfallen geernteter und fachgerecht getrockneter oder milchgesäuerter *deutscher* oder *mitteleuropäischer* Blütenpollen, also männliche Keimzellen der Blüten.
Am Markt befinden sich fast ausschließlich spanische oder chinesische Pollen. Durch dortige Massenproduktionen wird die Ware sehr billig angeboten. Vergessen Sie aber nicht – wir leben in einer anderen Flora!

Propolis
Gemeint ist hier die naturbelassene Urform bzw. eine Tinktur aus *deutscher* Vollpropolis, vollinhaltlich nach anthroposophischen Gesichtspunkten von Hand verarbeitet und in 96-prozentigem Alkohol verschüttelter Urtinktur in mindestens 15-prozentigem Anteil; als Salbe in neutraler allergenfreier naturreiner Fettgrundlage oder feuchtigkeitshaltend auf Eucerin; zum Schnupfen als pulverisierte Rohpropolis. Propolis ist also nicht gleich Propolis und schon gar kein Kittharz!

Gelee Royale
Gemeint ist hier der naturreine *mitteleuropäische* Königinnenfuttersaft, der fachmännisch geerntet und ungestreckt oder konserviert in ununter-

brochener Kühlkette (!) bis zum Verbraucher gerät. **Das Produkt muß absolut unverfälscht bleiben, also ohne Zusätze oder Streckungsmittel!** Achtung: Gelee-Royale pur muß zwischen 0 und 5° C im Kühlschrank, – im Honig, in Cremes oder Salben – bis maximal 14° C (hier eventuell auch Kühlschrank) gelagert werden!

Wachs
Hier ist chemisch unbehandeltes, naturreines Bienenwachs gemeint.

Bienengift
Gehört ausschließlich in die Hände eines Mediziners oder Naturheilkundlers mit entsprechender fachlicher Ausbildung! (Ich persönlich lehne es ab, da die Bienen fast immer bei der Giftgewinnung sterben und ich der festen Überzeugung bin, daß die zu erzielenden Heilungen auch mit Propolis und Gelee-Royale erreicht werden können.)

Im Folgenden gehen wir auf die verschiedenen Produkte besonders ein.

Wenn Sie zu den Menschen gehören wollen, die sich selbst voll verantwortlich mit ihrem Körper und ihrer Seele auseinandersetzen und sich selbst behandeln wollen, haben Sie mit den Bienenprodukten, die oben genannt wurden, absolut unschädliche Möglichkeiten in der Hand.

Dennoch sollten Sie auf Ihren Arzt, der sich optimalerweise mit Naturheilkunde im Besonderen auseinandergesetzt hat, nicht verzichten. Wir warnen eindringlich vor Selbstbehandlung besonderer Krankheiten, die nicht zuletzt aufgrund der evtl. fehlenden Übersicht in die Hände eines oben genannten Mediziners gehören. Aber auch hier hört Ihre Selbstverantwortung niemals auf! Ansonsten gilt:

Deine Nahrung sei dein Medikament
und dein Medikament sei deine Nahrung!
HIPPOKRATES

Meide Zucker und Weißmehl!

Der Honig, der Pollen, das Gelee Royale und die Propolis mit ihrem Reichtum an Bestandteilen und ihren vielen vorbeugenden und heilenden Kräften besitzen alle wesentlichen Eigenschaften, die sie in die Liste der natürlichen Therapien eingliedert:

- Sie sind vollkommen natürliche und auf natürliche Weise gewonnene Produkte.
- Sie entbehren jeglicher Toxidität (gilt nicht für Bienengift (!), darum wird dieses auch nicht weiter behandelt) und sind im Allgemeinen gut verträglich.
- Es gibt keine Kontra-Indikationen und keine Wechselwirkungen oder Unverträglichkeiten mit anderen Medikamenten, sie können also ohne Einschränkung mit anderen Therapien verbunden werden. Wobei nach unseren Erfahrungen andere Therapien in den meisten Fällen unnötig geworden sind.
- Sie sind leicht einnehmbar und integrieren sich ohne Schwierigkeiten in die normale Ernährung.
- Sie können in leicht anpassbarer Dosierung in jedem Lebensalter genossen werden.
- Sie stärken den Abwehrmechanismus des Körpers und schützen ihn gegen Angriffe jeglicher Art.
- Sie bauen das Immunsystem des geschädigten Körpers wieder neu auf, entgiften, aktivieren und beleben die Selbstheilungskräfte neu.
- Sie bessern den Allgemeinzustand und das vitale Energiepotential, und verschaffen damit Wohlbefinden und Gesundheit.
- Sie mildern und beheben oft zahlreiche und zum Teil nicht unerhebliche pathologische Störungen.
- Und schließlich, was auch wichtig ist, ihr Preis ist heute erschwinglich.

Diese vier Erzeugnisse verdienen einen ausgewählten Platz im Arsenal aller, die gesund leben wollen!
Aber: Achten Sie, wie bei allen Lebensmitteln, auf Herkunft und Güte; falls irgend möglich, wenden Sie sich direkt an den Erzeuger! Kaufen Sie nicht einfach alles, was Ihnen angeboten wird – weil es ja so schön

bequem oder billig ist – sondern informieren Sie sich, auch wenn man Sie für schrullig hält – gerade dann.
Ihre Kinder resp. Ihre Familie wird Ihnen dankbar sein – vielleicht nicht sofort – aber in absehbarer Zeit schon. Und für sich selbst tun Sie damit das Bestmögliche – gönnen Sie es sich einfach.

»Viele seit langem vergessene Dinge
werden wieder aufleben«

HORAZ

DER HONIG

Wer kennt nicht den unverwechselbaren sanften süßen Duft von Honig? Wer erinnert sich nicht an goldgelben wie eingefangene Sonnenkraft schimmernden Honig, an den unnachahmlich erlesenen Geschmack, an die herrliche Süße mit dem eingefangenen Duft der ganzen Natur. Kein Löffel schmeckt gleich, immer wieder ein völlig neues Geschmackserlebnis, was sich erfreulicherweise nie in Normen pressen läßt.

Ein Ebenbild der Mutter Natur

Das Wort Honig kommt aus dem althochdeutschen »Hona(n)g« und bedeutet »der Goldfarbene«. Die Bezeichnung »der Bien« beinhaltet das gesamte Bienenvolk.

Wissenschaftlich betrachtet, ist der Honig ein von den Honigbienen gesammeltes und weiterverarbeitetes Nahrungsmittel aus Blütennektar oder pflanzlichen Sekreten, welches die Bienen eintragen, umwandeln und mit anderen spezifischen Stoffen vermischen, speichern, durch Umtragen das Wasser entziehen, konzentrieren und höher qualifizieren, sowie in Honigwaben im Bienenstock reifen lassen. Der Honig wird von Wabe zu Wabe bis zu 80 mal umgetragen und nach Fertigstellung mit Wachs verdeckelt (wie beim Einmachen).

Der Imker erntet den Honig, schleudert die Bienenwaben schonend bienenwarm ab, pflegt den Honig durch Handrühren und füllt denselben ohne Erwärmen oder Beifügen weiterer Stoffe in geeignete Behältnisse und stellt dieselben nach gehöriger Reifezeit zum Genuß bereit.

Achtung: An dieser Stelle möchten wir mit einer dümmlichen Werbekampagne seitens der Industrie, die nur zur Verunsicherung bei den Verbrauchern führt, da keine Aufklärung erfolgt, aufräumen und zwar:

»Kalt geschleuderter Honig«.

Dies ist absolut daneben! Es gibt auf der ganzen Welt keinen heißgeschleuderten Honig! Während der Tracht und somit Schleuderzeit herrscht in der Bienenbeute (Stock) eine Temperatur von ca. 32 bis 34° C.

1. Wenn die geernteten Honigwaben auf nur 38 bis 40° C erwärmt würden, bekäme man nur noch Wachs-Honig-Matsch und somit kaum oder gar keine Ausbeute an Honig.
2. Wenn die geernteten Honigwaben auf nur 18 bis 12° C abgekühlt würden, bekäme man den Honig nicht mehr aus den Waben und hätte auch keinen Erfolg.

Merke: Nicht die Industrie oder der Imker hat Recht, sondern immer die Biene und wenn sie meint bei 31° C, dann bei 31° C und wenn bei 34° C, dann bei 34° C. Punktum. Nach der Herausnahme der Waben verliert sich zusätzlich noch Wärme, das heißt, selten wird der Honig bei 20 bis 22° C geschleudert, meistens zwischen 24 und 28° C.

Gemeint mit diesem Werbeslogan ist sicherlich, daß der Honig kalt in die Gläser *abgefüllt* worden ist.

Auch das ist nicht richtig, denn beispielsweise ausländische Honige müssen, bevor sie auf den deutschen Markt kommen, erwärmt bzw. erhitzt werden (siehe Lebensmittelgesetz), damit eventuelle Sporen, Bakterien oder Keime abgetötet werden – damit ist dann alles tot, auch der Honig, denn:

Deutschen Imkerhonig dürfen Sie nie über 42 bis 43° C erwärmen; wenn Ihr Körper diese Temperatur erreicht, sind Sie tot, Honig auch! So einfach ist das!

Deutschen Imkerhonig erkennen Sie als Verbraucher nur am Glas und am grünen Kreuz (ab 1994 gibt es ein neues Etikett) des Deutschen Imkerbundes (DIB) – und nur das ist die Garantie für wirklichen deutschen Imkerhonig – fast immer. Für eventuelle Abfüllstellen (Fabrikation) kann auch hier keine Garantie übernommen werden. Jedes DIB-

Kreuz (Etikett), das vom Abfüller verwendet werden darf, wird neben normaler Herstellungskosten zusätzlich mit ca. DM –,05 vom DIB berechnet.
Sie unterliegen zwar auch den Bestimmungen zu den Warenzeichen des Deutschen Imkerbundes e.V. (= IV. Richtlinien für die Verleihung des Benutzungsrechts an Abfüllstellen), aber na ja, wer will ein großes Unternehmen schon prüfen, maximal nach Voranmeldung! Leider haben Sie keine andere Chance.
Dr. Yves Donadieu stellt in seiner Experimentalstudie folgendes fest: *»Die Kenntnisse über den Honig und seine Verwendung durch den Menschen gehen auf die Vorgeschichte der Menschheit zurück. Er gehört zu den ältesten Nahrungsmitteln der Menschheit und seine Heilkraft war bereits im hohen Altertum bekannt, denn er wurde im Rahmen der damaligen empirischen Therapie angewandt, was viele Dokumente bezeugen. Erst vor wenigen Jahren haben sich die Wissenschaftler damit beschäftigt, die therapeutische Wirkung des Honigs experimentell zu erforschen, um seine für den Menschen brauchbaren Eigenschaften objektiv nachzuweisen.«*

Leider muß man in dieser Zeit immer erst alles über Institute, Ernährungswissenschaftler, möglichst mit Titeln behaftet, nachweisen, um altbekannte Tatsachen als richtig zu erkennen. Die Frage bei angeblich abwertigen Ergebnissen bleibt: Wer wird von wem bezahlt, bzw. in welchem Auftrag wurde gehandelt?

Unter den zahlreichen Ergebnissen stellten wir fest:
- Die *absolute* Unschädlichkeit und die vollkommene Verträglichkeit selbst bei sehr starken Gaben.
- Das Vorhandensein eines Lebensmittels mit nährenden und kraftspendenden Eigenschaften; der Mensch kann sich im Notfall von nur zwei Lebensmitteln (auch einzeln) von dieser Welt ernähren, ohne körperliche Ausfallerscheinungen zu bekommen:
  1. Die Banane (keiner weiß woher sie kommt und sie hat auf dieser Welt auch keine Verwandte)
  2. Der Honig (und wenn ich Honig schreibe, dann meine ich Honig und keine aufgearbeitete, mit Farb- und Aromastoffen oder raffi-

niertem Zucker und Nektarsaft versehene, nach Honig schmeckende Brühe!).

– und schließlich äußerst interessante Eigenschaften (verdauungsfördernd, abführend, hustenstillend, beruhigend, erweichend, antitoxisch, antianämisch, fieberwidrig, diuretisch usw.), eben gesunde …

Wir zitieren nochmals Prof. Remy Chauvin: »*Im Lichte dieser Forschungsarbeiten kann man mit gutem Gewissen behaupten, daß die Überlieferung nicht lügt, wenn sie feststellt, daß der Honig nicht nur ein ausgezeichnetes Nahrungsmittel ist, sondern daß er zudem einen wahren therapeutischen Wert besitzt, wenn dieser auch in manchen Fällen nicht leicht zu erkennen ist.*«

Honig ist das einzige natürliche Süßungsmittel für den Menschen. Es gibt kein anderes! Dieses natürliche Nahrungsmittel ist reich an einfachen und direkt assimilierbaren Zuckern, besitzt einen sehr hohen Energiewert, wirkt vielseitig und besitzt wichtige Eigenschaften in Bezug auf die Gesundheit des Menschen. Je länger und mehr die Biene die Möglichkeit erhält, den Honig zu bearbeiten, desto wertvoller wird er für den Menschen.

Aufgrund der sparsamen Trachtverhältnisse hat die Biene in Mitteleuropa, optimalerweise sogar in unserem Heimatland Deutschland, die besten Möglichkeiten, ein qualitativ hochwertigstes Produkt zu erstellen. Entsprechend wenig kann sie zusammentragen. Hier trägt die Biene den Honig bis zu 80 mal um und reduziert dabei die enthaltene Wassermenge. Gleichzeitig werden die Honige aufgearbeitet und qualitätsmäßig verbessert.

Der Honig enthält nunmehr

– nur noch einen geringen Prozentsatz Wasser, der durchschnittlich 16 bis 20 % beträgt
– Kohlenhydrate (Zucker), hauptsächlich: Glucose und Lävulose (beide: $C_6 H_{12} O_6$). Glucoseoxidase entstammt der Hypoparynxdrüse der Biene und dient zur Herstellung der antibiotisch wirksamen Inhibine.
– Proteine, darunter etwa 12 Aminosäuren
– organische Stoffe und Lactome

- Mineralstoffe und Spurenelemente: Kalzium, Chlor, Kupfer, Eisen, Magnesium, Mangan, Phosphor, Kalium, Silicium, Natrium, Schwefel
- Vitamin B1 oder Thiamin,
- Vitamin B2 oder Riboflavin
- Vitamin B3 oder Vitamin PP oder Nicotinamid,
- Vitamin B5 oder Pantothesäure,
- Vitamin B6 oder Pyridoxin,
- Vitamin B8 oder Vitamin H oder Biotin,
- Vitamin B9 oder Folsäure
- Enzyme: vor allem Invertase (Saccharase) und Amylase
- andere Substanzen: darunter mehrere antibiotische Faktoren (vereint unter dem Sammelbegriff Inhibine), aromatische Stoffe, die dem Honig den spezifischen Geschmack verleihen, ein dem Acetylcholin ähnlicher Gallenwirkstoff, ein Östrogenstoff, Pollenkörner.
- Kolloide (Proteine, Pigmente usw.).

Eigenschaften und Indikationen

Wichtig: Achten Sie beim Einkauf auf das neue Emblem des Deutschen Imkerbundes (DIB) oder kaufen Sie direkt beim Ihnen bekannten Imker, damit Sie die Gewähr für die beste Qualität haben.
Der DIB beschloß, ab Sommer 1994 ein neues Etikett herauszubringen (statt des alten grünen Kreuzes), wobei leider der stilisierte Deutsche Adler auf der Strecke blieb, statt dessen wurden Bäume und ein Bienenkorb gewählt. Hoffentlich fällt nicht noch in den nächsten Jahren das »D« von DIB weg.
Haltbar gemachte Nektarsäfte, die bei uns unter dem Namen Honig verkauft werden dürfen, haben mit der Qualität des wie oben beschriebenen Honigs nichts mehr gemeinsam, sondern beinhalten nur noch den Grundstoff und den Namen, aber nicht die Verarbeitung durch die Bienen und die Handpflege des Imkers.
Bei Erwachsenen liegt die Minimaldosis bei 30 bis 40 g pro Tag, das entspricht einem gehäuften Suppenlöffel. Diese Menge kann in bestimmten Fällen (speziell bei Sportlern und bei Menschen, die besondere Leistun-

gen vollbringen müssen – egal ob auf körperlichem oder geistigem Gebiet [auch bei Politikern!]) beträchtlich überschritten werden, bei Kindern schwankt diese Minimaldosis zwischen 5 und 15 g pro Tag, je nach Alter und Körpergröße.

Die jeweilige Honigdosis wird durch den Mund (oral) eingeführt:

- entweder allein, in kleinen, gut eingespeichelten Mengen, oder als Brotaufstrich,
- oder gelöst in einem leichten Mineralwasser bei Zimmertemperatur oder leicht gekühlt,
- oder in Milch, Kaffee, Tee, Kräutertee usw., nicht zu heiß, also nicht über 42° C, damit die Wirkstoffe nicht zerstört werden,
- oder in Joghurt, Kefir, Weißkäse, Buttermilch, Müsli o. ä.

Anzuraten ist die tägliche, dauernde Einnahme von Imkerhonig – vor allen Dingen – anstelle von Raffinadezucker.

Wußten Sie, ...

- ... daß die älteste bekannte Brotgärung mit Honig durchgeführt wurde? Auch heute ist ein Brot, welches mit der Honig-Salz-Gärung gelockert und getrieben wurde, ungemein würzig und schmackhaft – und bekommt hervorragend!
- ... daß durch Honig kein Plaque und somit kein Karies an den Zähnen entstehen kann? Die nachweisliche Hemmwirkung der Inhibine im Honig auf das karlogene Bakterium Streptococcus mutans führt unter anderem zu einer verminderten Säureproduktion und somit entfällt die Dextran-Bildung als Grundlage für die Plaque.
- ... daß der DVS, Deutscher Verbraucher-Schutzverband, mit unrichtigen und ungerechtfertigten Informationen und Sachverhalten die Verbraucher getäuscht hat, wie »Gift im Honig«, »hochgradig verseuchter, gesundheitsschädlicher Honig«, »dabei denkt niemand an die Gesundheit der Verbraucher, die immer noch fälschlicherweise im Honig eine gesunde Alternative zum Zucker sehen«, »Honig ist dem Zucker gleichzusetzen« oder »er hat keinen ernährungsphysiologischen Wert«?

Solche Meldungen werden und wurden natürlich von den sensationslüsternden Medien sofort aufgegriffen und ausgeschlachtet; oft unter Mithilfe von irgendwelchen dahergelaufenen Ernährungswissenschaftlern, denen die Lust am Fernsehauftritt schon auf der Stirn geschrieben steht und die sich selbst als das Nonplusultra fühlen und sehen.
Einige Verbraucherzentralen schließen sich dem uneingeschränkt und ungeprüft an, warum nur? – Wer bezahlt wen? – Wer schützt die Verbraucher und Imker vor solchen wissentlich unwahren Behauptungen?

Wer faßt solche brisanten Themen überhaupt an? Wissentlich nur Stiftung Warentest mit Sonderheft vom Juni 1990, einige selbstbewußte Imker und ich, oder bin ich nur klein und dumm? – Wer noch? –
Dr. Max-Otto Bruker hat vor Jahren schon gesagt: *»Wir haben in Deutschland ca. 1350 verschiedene Nahrungsmittel. In unter 100 ist kein Zucker enthalten, darunter sind auch einige Salze.«*

Die Hersteller wissen, daß ein entsprechender Süßegrad zum besseren Absatz eines Produktes führt. Denken Sie immer daran, Sie sind der Verbraucher und kaufen diesen M…
Der Zuckerverbrauch stieg von 1825 – 2 kg, 1960 – 30 kg auf 1994 – 38 kg (geschätzt) pro Kopf und Jahr! Somit ist klar, daß fast alle Verbraucher zuckersüchtig sind. Amerikanische Studien (seit 1932) haben ergeben, daß überhöhter Zuckerverbrauch »doof« macht. Der IQ kann unter 85 sinken, das ist kindliche Debilität!

Mit einem Jahr können die meisten Kinder laufen. Mit fünf viele schwimmen. Mit sieben haben 90 % Karies. Dank Zucker.

Allgemeine Indikation

Speziell ist der Honig auch angezeigt bei:
- Asthenie (oder Müdigkeitszuständen) jeglicher Art und jeden Grades, vor allem in der Konvaleszens neurotische Asthenie oder Neurasthenie
- Anorexie (oder Appetitlosigkeit) und Abmagerung

- gewisse Mangelzustände und ihre Folgen, u.a. Wachstumsverzögerung, schlechter Zahnstatus usw.

Die im Honig enthaltenen Enzyme sorgen für ein Milieu, in dem die gefürchtete Plaque nicht gedeihen kann. Somit kann die Karies nicht so schnell zum Zuge kommen. So ist vom zahnärztlichen Standpunkt aus der Genuß von Honig auch in Bezug auf die Karies nicht zu untersagen. Die günstige Wirkung von Deckelwachshonig auf die positive Zahn- und Kieferentwicklung (auch gegen Pollenallergien) ist seit alters her bekannt, ebenfalls die günstige Wirkung für Paradontosepatienten und Patienten mit Zahnersatzteilen (Protesenträger).

Besondere Indikationen

- Assimilationsstörungen (Angleichungs-) und Verdauungsinsuffizienz
- Obstipation (Stuhlverstopfung), in allen Formen, besonders bei Kindern
- Leberinsuffizienz diverser Ätiologie (Ursachen)
- Alkoholismus
- einige Purpuraformen (Hautblutungen)
- Fettsucht
- Gastroduodenal Ulcus (Geschwür) und Darminfektionen
- Krisen jeder Art
- Anämien aufgrund seiner Wirkung auf den Hämoglobinspiegel
- Förderung der Herztätigkeit im Allgemeinen
- vagoton und positiv inotrop (beruhigend und herzstärkend)
- Blutdruck senkend, durch Spuren von Azetylcholin
- HNO-Krankheiten (Hals-Nasen-Ohren)
- Bronchialbeschwerden
- in allen Fällen, in denen die Diurese (Harnausscheidung) gefördert werden muß
- Nervosität und Schlaflosigkeit
- leichte reaktive Depressionszustände
- gewisse neurogene Kopfschmerzen
- infizierte Wunden, Geschwüre

- Brandwunden (örtliche Anwendung, direkt oder per Kompresse)
- Analpruritus (-jucken) [örtlich] und Pruritus gewisser Dermatosen (I.V. Injektion)
- Magerkeit und Denutrition ohne präzise Ätiologie
- Diabeteszustände ! (weniger schwer) werden mit stark lävulosehaltigen Honigen gebessert (Lävulose findet man im Harn der Diabetiker praktisch nie)
- Krämpfe
- fiebrige Krankheiten im allgemeinen
- Intoxikationen (Vergiftungen) verschiedener Ursache, bei denen der Honig als Gegengift wirkt. Fragen Sie bitte bei Vergiftungen *immer* Ihren Arzt!

Eigenschaften oder Wirkungen des deutschen Bienenhonigs (in verschiedenen Wirkungsgraden):
- Antianämisch = bekämpft die Anämie (deutliche Abnahme der roten Blutkörperchen)
- antiseptisch = zerstört die Mikroben und verhindert ihre Entwicklung
- aperitiv = regt den Appetit an
- hustenstillend = lindert den Hustenreiz
- digestiv = fördert die Verdauung und erleichtert die Arbeit des Magens
- diuretisch = fördert die Urin- Ausscheidung
- energetisch = verbessert die Leistungskraft und gibt mehr Energie
- erweichend = wirkt entspannend
- fieberwidrig = bekämpft das Fieber
- laxativ = erleichtert die Darmentleerung
- sedativ = beruhigend
- vikariierend = unterstützt die Widerstandskraft

Wegen der Dosierung und Anwendung in besonderen Fällen fragen Sie Ihren um diese Dinge wissenden Imker oder ihren naturheilkundigen Arzt oder Apotheker.
Eine eigentliche Kontraindikation aufgrund des Genusses von deutschem Imkerhonig liegt nicht vor.
Achtung: Diabetiker dürfen nie *fabrikmäßigen* »Honig« zu sich nehmen.

Der Hausarzt hat es auch ausdrücklich verboten. Imkerhonig – weil lebend – *dürfen Diabetiker* als natürlichen Süßstoff (täglich ca. 3 bis 5 Teelöffel) selbstverständlich verwenden – allerdings sollten Sie auch hier immer vorher den wissenden Arzt konsultieren und exakte Mengen usw. mit ihm abstimmen!

Altersdiabetiker dürfen ebenfalls Imkerhonig genießen und zwar möglichst dunkle, allerdings nur täglich 1 bis 3 Teelöffel und sollten die Menge auch hier immer mit dem darum wissenden Arzt abstimmen. Lassen Sie sich unter keinen Umständen von irgendwelchen Ernährungsberatern etwas anderes erzählen, forschen Sie nach, in wessen Diensten sie stehen. In den meisten Fällen sprechen die Damen und Herren von Zucker – ich spreche von Honig! Wenn Sie mir so und hier nicht glauben können, fragen Sie doch einfach durch Funk und Fernsehen bekannt gewordene Kapazitäten (Dr. Hackethal, Dr. Max-O. Bruker o. a.), sie werden das bestätigen.

Korpulenz oder Fettsucht bildet keine Kontraindikation! Nehmen Sie statt der täglichen Zuckerration Imkerhonig zu sich. Honig bewirkt keine Gewichtszunahme.

Mögliche anfängliche Störungen folgender Art können auftreten:

- leichte Magenbeschwerden, wenn Sie zu schnell große Mengen Honig zu sich nehmen. Mehrere kleine Mengen über den Tag verteilt und die Beschwerden verschwinden
- allergische Störungen (Nesselausschlag, Muskelkater usw.) werden den Pollen im Honig zugeschrieben. Menge des in einer Portion genossenen Honigs verkleinern oder bis zum Abklingen der Störungen ganz absetzen.

Symptomatische Behandlung mit Propolis durchführen.
Danach mit kleinen Mengen beginnen. – Es geht. –

Unverträglichkeiten mit anderen Therapien sind bis heute nicht bekannt geworden. Honig als ein Produkt mit einer so hohen Wirksamkeit und Eigenschaften hat zur Folge, daß Honig neben Pollen, Propolis und Gelee-Royale im Bereich der natürlichen Heilverfahren einen wichtigen Platz einnimmt.

Gewichts- und Mengenverhältnisse

1 gestrichen voller Teelöffel Honig	ca. 9 g
1 gehäufter Teelöffel Honig	ca. 15 g
1 gestrichen voller Dessertlöffel Honig	ca. 18 g
1 gehäufter Dessertlöffel Honig	ca. 30 g
1 gestrichen voller Suppenlöffel Honig	ca. 27 g
1 gehäufter Suppenlöffel Honig	ca. 45 g

So reichen aus:
1 Teelöffel für den Belag einer Scheibe Brot
1 Eßlöffel für ½ l Pudding
2 Eßlöffel zum Süßen eines Kuchens
2 Eßlöffel zum Gären eines Brotes (500 bis 1000 g)
1 Teelöffel für eine Salatsauce
1 Eßlöffel für eine Marinade für Fleisch, Fisch usw.
1 Teelöffel für 1 Bratapfel

Sie werden sehen, daß Sie Honig und Süßkraft – und damit Kalorien – sparen, wenn Sie besten Imkerhonig verwenden!
Achten Sie immer auf das Bild resp. das DIB Etikett und Glas:

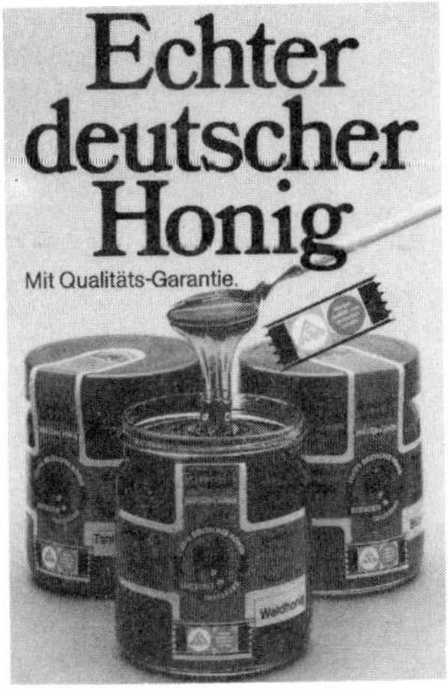

Beschreibung einiger Honigsorten

Raps-Honig	Geschmack: mild und charakteristisch, Farbe: weiß bis hellbeige, Konsistenz: steif bis feinsteif
Löwenzahn-Honig	Geschmack: hocharomatisch und typisch, Farbe: hellbeige bis gelb, Konsistenz: feinsteif
Blüten-Honig	Geschmack: aromatisch, Farbe: dunkelgelb bis hellbraun, Konsistenz: feinsteif bis flüssig
Klee-Honig	Geschmack: mild-weich, Farbe: gelb bis hellbraun, Konsistenz: feinsteif bis fest
Luzerne-Honig	Geschmack: lieblich, Farbe: beige bis dunkelgelb, Konsistenz: fest bis feinsteif
Sommerblüten-Honig	Geschmack: sehr aromatisch, Farbe: dunkelgelb bis hellbraun, Konsistenz: feinsteif bis fest
Sonnenblumen-Honig	Geschmack: aromatisch, typisch, Farbe: sonnenblumengelb, Konsistenz: körnigsteif bis halbflüssig
Wald-Honig	Geschmack: würzig-malzig, Farbe: hellbraun bis rotbraun, Konsistenz: feinsteif bis flüssig
Heide-Honig	Geschmack: stark aromatisch, Farbc: rötlichgelb bis hellbraun, Konsistenz: geleeartig bis feinsteif
Tannen-Honig	Geschmack: mild-würzig, Farbe: grünlichschwarz, Konsistenz: feinsteif bis flüssig

DER POLLEN

Der Pollen (lat. Staubmehl) besteht aus einer Vielzahl von Mikrosporen, die in der Anthere der Blüten gebildet werden und den männlichen Samen der Blüten darstellen. Er galt als Bestandteil der Götterspeise Ambrosia, die den Göttern ewiges Leben schenkte. Zahlreiche Unterscheidungsmerkmale erlauben dem Fachwissenschaftler zu erkennen, von welcher Pflanze der Pollen stammt. Die unmittelbare Ernte des Pollens aus der Blüte durch den Menschen scheitert an den Schwierigkeiten, was leicht zu verstehen ist.

Die Biene besucht die Blüten und erntet auf ihre Weise mit Hilfe ihrer Hinterbeine, die für diesen Zweck ausgestattet sind, den Pollen. Der Staub wird zu kleinen Bällchen oder Höschen geformt und in den Bienenstock getragen. Menschen dürfen den Pollen nur sehr vorsichtig rauben, um den Fortbestand der Bienen – ohne Pollen ist kein neues Leben möglich – nicht zu gefährden. Dies geschieht mit Hilfe einer sogenannten Pollenfalle. Der Pollen muß nun schnell und schonend getrocknet werden, damit er ohne Schaden aufbewahrt werden kann. Dann wird er verlesen und in luftdichten Behältern an einem trockenen Ort gelagert, damit er keine Feuchtigkeit aufnimmt.

Der Pollen enthält:

– eine große Menge Proteide (mit Stickstoff verbundene Substanzen), die Hälfte davon in Form freier Aminosäuren:
  Glutaminsäure, Arginin, Cystin, Histidin, Isoleucin, Leucin, Lysin, Methionin, Phenylalanin, Threonin, Tryptophan, Valin.
  Eine Liste, die alle lebensnotwendigen Aminosäuren enthält, d.h. alle Bausteine, die der Körper nicht selbst synthetisieren kann und die ihm mit der täglichen Nahrung zugeführt werden müssen:

- eine große Menge Kohlenhydrate (Zucker)
- eine geringe Menge Lipide (Fette)
- einen bestimmten Anteil Wasser
- ein breites Spektrum an Mineralstoffen und Spurenelementen: *Kalium, Magnesium, Calcium, Phosphor, Silizium, Schwefel, Mangan, Kupfer, Eisen, Chlor.*
  Jede dieser Substanzen spielt eine wesentliche Rolle bei vielen Zellstoffwechselvorgängen.
- eine große Anzahl von Vitaminen:
  Vitamin B 1 oder Thiamin,
  Vitamin B 2 oder Riboflavin,
  Vitamin B 3 oder Vitamin PP oder Nicotinamid,
  Vitamin B 5 oder Pantothensäure,
  Vitamin B 6 oder Pyridoxin,
  Vitamin B 7 oder Mesoinositol,
  Vitamin B 8 oder Vitamin H oder Biotin,
  Vitamin B 9 oder Folsäure,
  Vitamin B12 oder Cyanocobalamin,
  Vitamin C oder Ascorbinsäure,
  Vitamin D,
  Vitamin E 4 oder Tocopherol,
  Provitamin A oder Carotin (das sich im Organismus in Vitamin A umwandelt).

Alle spielen eine wichtige Rolle im menschlichen Körper und entsprechen dem Tagesbedarf. Ebenso eine gewisse Anzahl Enzyme oder Fermente, die den Stoffwechsel im Organismus steuern, wie:
- Phosphatase,
- Amylase,
- Saccharase.

Somit enthält der Pollen alle unentbehrlichen Grundbestandteile, die für das Leben der Organismen des Tier- und Pflanzenreiches benötigt werden. Das Zusammenwirken dieser Elemente in seiner natürlichen Harmonie kann auch bei sorgfältigster künstlicher Herstellung im Labor nach jahrelangen Versuchen seitens der Pharmaindustrie nicht nachgeahmt werden.

Eigenschaften und Indikationen

Erst in jüngster Zeit wurde in zahlreichen Versuchen der Nutzen unter Beweis gestellt, man bewies unter anderem:

- die absolute Unschädlichkeit und seine nährenden und energetischen Eigenschaften
- das Vorhandensein eines wachstumsfördernden Prinzips und die Einwirkung auf die Fortpflanzung
- das Vorhandensein aktiver antibiotischer Substanzen
- die Stimulans, die das Wohlbefinden wiedergibt und eine euphorisierende Wirkung hat
- daß in harmonisch natürlicher Weise das funktionelle Gleichgewicht wiederhergestellt wird
- daß Pollen ein Entgiftungsmittel für den gesamten Organismus im Rahmen des physiologischen Wirkungsbereiches darstellt
- u. v. m.

Für uns ist der Pollen in Verbindung mit dem Imkerhonig das ideale Mittel, um Zivilisationskost aufzuwerten, vollwertige Ernährung wertvollst zu ergänzen und Mangelerscheinungen vorzubeugen respektive diese abzubauen.

Pollen ist vorwiegend angezeigt beim gesunden Menschen, um die bedingt durch Fabrikkost entstandenen Mängel an Vitaminen, Steinsalzen, Aminosäuren, usw. auszugleichen:

- insbesondere bei physiologischen Besonderheiten wie Schwangerschaft, Stillzeit usw.
- bei physischen und intellektuellen Leistungen wie Hochleistungssport, Examina usw.
- als Widerstand im Kampf gegen äußere Aggressionen und als vorbeugende Wirkung gegen Grippe

- zur Vermeidung von Stoffwechselstörungen oder Wiederherstellung des gesunden Zustandes, die langfristig zu bedrohenden Krankheiten führen können
- bei Müdigkeitszuständen aller Grade.

Pollen ist angezeigt beim kranken Menschen, auch und gerade bei Pollenallergikern, je nach Ursache und Schweregrad allein oder mit anderen Therapien bei folgenden Symptomen:

Allgemeine Indikation

- Asthenie (Kraftlosigkeit), physisch und psychisch jeden Grades: *Asthenie während einer Krankheit, Asthenie bei alten Menschen, Rekonvaleszenz (Genesen), neurotische Asthenie (Neurastenie), Überanstrengung, körperliche Erschöpfung*
- Anorexie (Appetitlosigkeit), physiologisch oder psychologisch
- Abmagerung oder Magerkeitszustand in allen Bereichen, besonders bei Kindern mit Mangelernährung
- Fettsucht
- verschiedene Mangelzustände und die daraus resultierenden Folgen: *Rachitis, schlechter Zahnstatus, Wachstumsverzögerung usw.*
- Körperschwächen, anlagebedingt,
- Seneszenz (vorzeitiges abnormes Altern)
- Antikrebswirkung (nach Dr. Seeger), die vor allem durch die Normalisierung der gestörten Zellatmung zustandekommt und die anderen Maßnahmen wirksam ergänzt.

Besondere Indikation

Verdauungsorgane
- Anorexie, durch eine die Magenfunktion anregenden Wirkung
- Obstipation (Verstopfung) in allen Arten, wobei der Pollen ermöglicht, die schädlichen Abführmittel abzusetzen (Darmreizung usw.)

- diverse Dickdarmentzündungen, auch die durch Amöben verursachte Kolitis
- chronische Diarrhöe, kein Paradoxum, wenn man dabei auf die Obstipation schaut. Wenn man die Ursachen kennt, die solche Beschwerden auslösen (hier fehlt es an Platz dafür), dann ist es leicht verständlich, daß der Pollen als Regulator der Darmfunktion anzusehen und für die Gesundheit von enormer Wichtigkeit ist
- chronische Infektionen durch Kolibakterien
- Alkoholismus
- Medikamenten- oder Drogenabhängigkeit.

Herzgefäße und Kreislauf
- Arteriosklerose (Arterienverkalkung) und
- arterielle Hypertonie werden sehr oft günstig beeinflußt
- Kapillar- und Gefäßbrüchigkeit
- einfache Anämien, insbesondere beim Kind
- Anstieg der roten Blutkörperchen bei Blutarmut
- Blutcholesterinsenkung bei erhöhten Werten.

Geschlechts- und Harnapparat
- Infektionen durch Kolibakterien, die nicht selten mit einer Darminfektion in Verbindung stehen
- Prostatismus mit all seinen Beschwerden. Dekongestive und antiphlogistische Effekte werden bei Prostataadenom im präoperativen Stadium erzielt. Ohne unerfreuliche Nebenwirkungen oder Unverträglichkeiten mit anderen Therapien
  gewisse Impotenzformen beim Mann und Frigidität bei der Frau sowie allgemeine sexuelle Asthenie
- gereizte Blase und Blasenmuskulatur wird gestärkt. Harndrang läßt nach.

Neuro-psychischer Bereich
- Neurasthenie, nervöse Schwäche überwiegt
- reaktive Depressionsstörungen, bedingt durch schlechten körperlichen Zustand

- Gedächtnisstörungen
- Nervosität, auch reaktive Schlaflosigkeit wird oft positiv beeinflußt
- hyperventilierende Menschen, insbesondere bei Kindern.

Knochengelenke
- Arthrose (chronischer Rheumatismus), schmerzhafte Symptome bessern sich zuweilen sehr.

Dermatologie
- Kutanfragilität (Brüchigkeit), zum Beispiel aufgrund von Einspritzung synt. Antigene
- einige Hautkrankheiten werden oft günstig beeinflußt
- Haarausfall verzögert sich und wird oft ganz gestoppt.

Augen
- Sehschwäche
- Sehstörungen, spez. in der Dämmerung, durch Vitamin A.

Stoffwechsel
- Magerkeitszustand und Denutrition ohne genaue Ursache
- gewisse Diabetiszustände (!) werden durch Pollen positiv beeinflußt und stoppt diese in vielen Fällen
- allgemeine Störungen, insbesondere des Darmes.

Die tägliche Einnahme liegt je nach Fall zwischen 1 und 6 Teelöffeln pro Tag beim Erwachsenen und 1 bis 3 Teelöffeln beim Kind, je nach Alter, einzunehmen bevorzugt nüchtern, eventuell mit Honig, gut einspeicheln und zerkauen.

Anwendung

Nehmen Sie Pollen mit einschleichender Dosierung ein, das heißt, täglich erhöhen Sie die Dosis stufenweise bis zur Höchstmenge. Heuschnupfenpatienten und Patienten mit empfindlich allergischen Schleimhäuten nehmen Pollen ausschließlich mit Honig vermischt und wenig gekaut, damit die volle Wirkung erst über das Verdauungssystem einsetzt. Noch besser wäre die Behandlung mit Deckelwachshonigen, da hier die wertvollen Pollenöle besonders schonend, aber auch besonders intensiv zur Wirkung kommen. Die Wirkung ist wie die einer Desensibilisierung des Körpers.

Reine Pollenallergiker sollten Pollen das ganze Jahr über nehmen, teilweise in Verbindung mit Deckelwachshonig auf Brot oder als natürliches »Kaugummi« – regelmäßig. Zur Ergänzung des Vitalstoffmangels der Ernährung kann der Pollen in angepassten Gaben ständig eingenommmen werden, ansonsten mindestens in Kuren von drei Monaten, zweimal im Jahr, oder von mindestens je 6 Wochen, viermal im Jahr (Frühjahr, Sommer, Herbst und Winter).

Es gibt keine Kontra-Indikation, keine Unverträglichkeiten, manchmal kleine Verdauungsstörungen bei Zivilisationskost oder zu hohen Gaben von Zucker und Weißmehl, die aber verschwinden, wenn der Körper sich gewöhnt hat. Man kann gegebenenfalls die Dosis zunächst etwas reduzieren. Wer unter einer Pappelallergie leidet, sollte mit täglich 1 bis 2 Pollenkügelchen anfangen.

Es werden auf dem Markt Pollen in Kapseln oder auch zermahlen angeboten, die das Aussehen eines senfartigen Pulvers haben. Hiervon ist unseres Erachtens abzuraten, da die floralen Arten nicht zu erkennen sind und die Möglichkeit besteht, daß Fremdkörper und Unreinheiten enthalten sein können. Dieses ist im Pulver nicht zu erkennen. Die etherischen Öle verflüchtigen sich unnützerweise fast völlig. Hinzu kommt, daß die produzierten und verwendeten Kapseln nur maschinell hergestellt werden können – und woraus bestehen die übrigen Inhalte? Kann Ihnen das jemand genau erklären? Woraus besteht die Kapsel, mit welchen Haltbarkeitsmitteln ist sie versehen? (siehe auch Lebensmittelgesetz).

Sie sollten auch keine spanischen oder chinesischen Pollen (aus Kostengründen oder falscher Aufklärung) zu sich nehmen. Wir leben in der mitteleuropäischen Flora und nicht in der südeuropäischen oder asiatischen. Unser Körper kennt die hiesigen Pflanzen, die anderen nicht.

Wie schon gesagt: Pollen sollten Sie nur naturbelassen zu sich nehmen, und Preisunterschiede sind immer auch Qualitätsunterschiede und lassen Sie sich nichts aufschwatzen. In den meisten Fällen wissen die Verkäufer nicht einmal, woher der Pollen stammt.

Wichtig: Wie schon beschrieben, sollten Sie die Pollen überwiegend gut eingespeichelt und zerkaut zu sich nehmen – denn durch die Schleimhäute werden die meisten Wirkstoffe in den Körper transportiert, nicht über den Magen. Dort wird sehr viel durch die Säure zerstört.

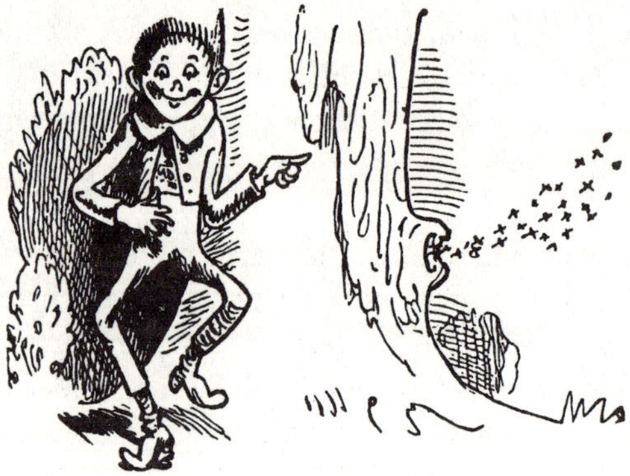

DAS GELEE-ROYALE

Gelee-Royale oder Königinnenfuttersaft ist das Produkt der Sekretion der Schlunddrüsen der Arbeiterinnen zwischen dem fünften und dem 14. Tag ihres Lebens (genannt Ammenbienen), also gewissermaßen die »Bienenmilch«. Die Bienenmilch ist perlmuttartig reflektierend, von gallertartiger Beschaffenheit, mit einem säuerlichen, leicht süßen Geschmack und die einzige Nahrung

- ausnahmslos aller Larven vom Zeitpunkt des Schlüpfens bis zu ihrem dritten Lebenstag,
- der Larven der Bienen, die Königinnen werden sollen, bis zum fünften Tag ihres Lebens,
- der Königinnen während ihres ganzen Lebens, nachdem sie aus der Keimzelle geschlüpft sind.

Gelee-Royale wird geerntet, wenn dieses am reichlichsten vorhanden ist und eine Königinnenzucht aufgebaut worden ist. Der Imker entnimmt das Gelee-Royale mit der Hilfe eines Holzspatels oder durch Absaugen und unter strenger Einhaltung von Sauberkeit und Schnelligkeit der Entnahme.

Achtung: Zur Aufbewahrung in Glasbehälter gefüllt und bei Temperaturen zwischen 0 und 5° C (!) gelagert, hält sich Gelee-Royale viele Monate. Jegliche weitere Verarbeitung als Kapseln, Tabletten, Pulver oder durch Gefriertrocknung zerstört den größten Teil der Wirkungsmöglichkeit. Insbesondere, wenn Gelee-Royale gestreckt oder verdünnt wird, geht die natürliche Kraft verloren. Im Übrigen reicht es, wenn man täglich nur 0,5 bis 1 g zu sich nimmt!

Besorgen Sie sich Ihr Gelee-Royale möglichst ausschließlich direkt beim Erzeuger, also Imker, der um diese Dinge weiß oder über eine gut geführte Apotheke, die um die Empfindlichkeit des Gelee-Royales weiß.

Tests und experimentelle Untersuchungen haben ergeben, daß Gelee-Royale

- vollkommen unschädlich für Mensch und Tier ist
- keine Kontraindikationen hervorruft!
- verschiedene nährkräftige und energetische Eigenschaften besitzt
- die Sauerstoffaufnahme der Gewebe und den Stoffwechsel erheblich verbessert
- die Widerstandskraft gegen Kälte, körperliche und geistige Belastungen deutlich steigert
- die Gemütsverfassung stimuliert und Gemütserregung mindert
- die Vitalität steigert.

Gelee-Royale besitzt folgende Eigenschaften:

- bakterizide, antibiotische und antivirale Eigenschaften, vor allem auf Proteus vulgaris und Escherichia coli B (Kolibakterien)
- erythropoetisch, d.h. begünstigt die Bildung der roten Blutkörperchen und die Synthese des Hämoglobins
- eupeptisch, d.h. erleichtert die Verdauung
- analgetisch in vielen arthralgischen Fällen (rheumatische Schmerzen) in beschränkter Wirkung:
  bei Arthrose, Schmerzen unbekannter Herkunft, meist aber an neurotischen Situationen gebunden.

Die herkömmliche Schulmedizin und schon gar nicht die Pharmazie sollte sich nicht an den Erkenntnissen vorbeistehlen, indem sie immer und immer wieder betonen, man habe noch keine genauen wissenschaftlichen Grundlagen, um mit Gelee-Royale wirklich arbeiten zu können.
Doch – man hat sie und man weiß auch darum, aber es kann eben mit Bienenprodukten nicht genügend verdient werden. Zum Teil ist das Wissen darum weit über 10 000 Jahre alt und gern in Vergessenheit geraten oder unterdrückt worden.

Auch die Krankenkassen (nicht Gesundheitskassen!) wissen darum; leider werden nur in den wenigsten Fällen die Kosten übernommen, selbst dann, wenn ein Arzt sich mit den Sachen befaßt hat, darum weiß und diese Mittel verschreibt. Dies ist zudem noch regional unterschiedlich und davon abhängig, in wieweit sich der jeweilige Leiter dahinterstellt. Die Wahrheit ist noch eine andere: man könnte auf der ganzen Linie Gelder einsparen, die jeweiligen Patienten gesunden, und es gibt keine Nebenwirkungen, die dann wieder mit einem anderen Medikament behandelt werden müßten. Aber das will man so nicht – unbegreiflich, oder?

Leider befassen sich nur sehr wenig Ärzte mit diesen Heibehandlungen und dann noch die meisten davon im Ausland, wie zum Beispiel :

- Dr. med. Yves Donadieu, med. Fakultät Paris
- Dr. med. H. Destrem, Bordeaux
- Dr. med. K. v. Frisch, Paris
- Dr. nat. J. Valnet, Paris
- Dr. med. Emil Eckel, Reutte, Tirol
- Dr. med. F. C. Feiks, Klosterneuenburg
- Dr. rer. nat. L. Zylka, Tervuren/Belgien
- Prof. Dr. Boyer de Belveler, Paris
- Prof. Dr. Scheller
- u. e. a. m.

Leider muß man immer wieder Doktoren aufzählen, damit die Menschen beginnen, Wissen ernst zu nehmen! In Osteuropa und in den skandinavischen Landern, in Asien sowieso, ist man oft sehr viel weiter als bei uns – mit den besten Erfolgen. Man sollte einmal darüber nachdenken, warum!

Gelee Royale enthält:

- einen gewissen Prozentsatz Wasser, ca. 66 %
- Proteide, ca. 13 %, darunter ein großer Teil in Form von Aminosäuren, in freiem und kombiniertem Zustand:
  Alanin, Arginin, Glutaminsäure, Asparaginsäure, Zystin, Glykokoll, Leucin, Histidin, Isoleucin, Lysin, Phenylalanin, Methionin, Prolin, Serin, Taurin, Threonin, Tyrosin, Tryptophan, Valin.

Die meisten dieser Aminosäuren sind für den menschlichen Organismus in der täglichen Zuführung unentbehrlich!

- Kohlenhydrate, ca. 15 %, darunter hauptsächlich *Glucose und Fructose 1:1 Maltose, Melibiose, Trehalose, Erlose in kleinen Anteilen*
- Lipide (Fette) ca. 4,5 %
- eine große Anzahl Vitamine in großen Mengen:
  Vitamin B1 oder Thiamin, Vitamin B2 oder Riboflavin, Vitamin B3 oder Vitamin PP oder Nicotinamid, Vitamin B5 oder Pantothensäure, Vitamin B6 oder Pyridoxin, Vitamin B7 oder Mesoinositol, Vitamin B8 oder Vitamin H oder Biotin, Vitamin B9 oder Folsäure
- und in geringen Mengen
  Vitamin A, C, D, E; diese spielen bei der Aufrechterhaltung des körperlichen Gleichgewichtes eine wesentliche Rolle.
- Mineralstoffe und Spurenelemente:
  Calcium, Phosphor, Eisen, Kalium, Kupfer, Silicium, Schwefel
  Diese Substanzen sind für die Stoffwechselvorgänge im Bereich der Zellen von wesentlicher Bedeutung.

Nochmals zur Aufbewahrung

1. Gelee-Royale pur ausschließlich im Kühlschrank zwischen 0 und 5° C aufbewahren – **nie anders!** Fragen Sie, ob die Kühlkette ununterbrochen war! Wenn Sie es auf einen längeren Weg mit nach Hause nehmen wollen, bestehen Sie darauf, daß Sie eine Kühlbox möglichst mit einem gefrorenen Kühlkissen mitbekommen.
2. Gelee-Royale-Honig sollte mindestens 2 bis 5 g reines Gelee-Royale (nicht 0,5 g) enthalten, und darf unter gar keinen Umständen im Verkaufsregal eines Supermarktes stehen, da dieser Honig **nie** über 14° C gelagert werden darf. Überlegen Sie bitte selbst, ob es sich lohnt, für einen Aufpreis von bis zu DM 10,– minderwertiges oder totes Gelee-Royale kaufen zu wollen!
3. Gelee-Royale-Creme muß genauso, wie unter Punkt 2 beschrieben, gelagert werden,also unter 14° C. Auch passieren immer wieder die gleichen Fehler, daß die Cremes in den Regalen stehen oder was noch schlimmer ist, mit Haltbarkeitsmitteln oder Chemie versetzt worden sind. Minderwertiges oder totes Gelee-Royale müssen Sie nicht kaufen!

Verkauft wird Ihnen dann die Creme mit den Argumenten: »Das war schon immer so«, »Warum stellt dann die Industrie so etwas her, die müssen es doch wissen«, »Wir haben davon noch nie gehört, also kann es doch so nicht sein« o. ä., und Sie bezahlen dafür zwischen DM 90,– und DM 160,–. So wird Geld gemacht!

Die allgemeinen Eigenschaften des Gelee-Royale, mit unleugbaren Resultaten, stellen sich wie folgt dar:

neuro-psychisches Gleichgewicht
Daß Gelee-Royale, in vitro, eine Steigerung der Sauerstoffaufnahme des Gewebes auslöst. Bei Zerebralsklerose, also verringerter Sauerstoffzufuhr, bringt es ausgezeichnete Erfolge, was weniger depressive aber aufgeweckte Gemütsverfassung mit sich bringt. Vor allen Dingen im Alter.

Endokrines System
Daß Gelee-Royale eine besondere Wirkung auf die Nebennieren hat, wurde schon 1956 experimentell durch die Herren *R. Ardry* und *R. Chauvin* in Gemeinschaftsarbeit mit *S. Hebert*, alle Frankreich, nachgewiesen.

hämatopoetische Organe
Daß Gelee-Royale bei älteren Menschen mit funktionellen Anämien, die einen Mangel an Bildung von roten Blutkörperchen (Erytrociten) haben, hervorragend hilft.

Verdauungsapparat
Daß Gelee-Royale bei Verdauungsstörungen funktioneller Art hilft, die insbesondere mit einer neuro-vegetativen Störung in Verbindung gebracht werden. Bei sorgfältigen klinischen Versuchen, speziell die Arbeiten des Dr. Destrem, Frankreich, wurde festgestellt, daß Gelee-Royale mit den verschiedenen pharmakadynamischen Wirkungen in der Gesamtzusammensetzung:
- dem Organismus möglicherweise fehlende Grundstoffe zuführt
- gestörte organische Funktionen reguliert oder unterstützt

- geschwächte Stoffwechselvorgänge harmonisch wiederherstellt
- die vitale Energie physiologisch oder stimulierend im allgemeinen verbessert

Nichts hindert uns daran, von diesem natürlichen Produkt voll zu profitieren.

Eigenschaften und Indikationen

Wir weisen auch hier nochmals darauf hin, daß, wie hier Gelee-Royale, es sich nicht um Wunder- oder Allheilmittel handelt, oder daß man immer pathologische Störungen oder angezeigte Krankheiten heilen kann; wohl aber eine natürliche Substanz, die uns im therapeutischen selten wenig, oft aber sehr viel hilft und geholfen hat.
Wir versuchen, auch sachlich und objektiv zu bleiben; nichtsdestotrotz sind die Resultate und Erfolge bei Kindern und älteren Menschen spektakulär zu nennen. Gelee-Royale wird innerlich eingenommen und zwar immer sublingual, das heißt unter die Zunge legen und über die Schleimhäute dem Organismus zuführen.
Gelee-Royale wird äußerlich in der Kosmetik und Haarpflege angewendet; es gibt noch andere zahlreiche Präparate auf dem Markt, die aber u.E. nichts bewirken, da hier mit Chemie oder zu hohen Temperaturen gearbeitet wird.

Gelee-Royale kann beim gesunden Menschen
- die physische Leistungsfähigkeit körperlich und geistig, sowie das Selbstvertrauen erhöhen
- bei körperlich und psychisch intensiven Tätigkeiten die Widerstandskraft steigern; ebenso bei schwangeren Frauen, Autofahrern, Sportlern (physische Ermüdung) oder auch bei Menschen aus der Wirtschaft und Politik, sowie vor Examensvorbereitungen bei Studenten (geistige Ermüdung) oder Schulstreß bei Kindern
- gegen Aggressionen die organische Widerstandskraft verstärken
- den Alterungsprozeß des Organismus im allgemeinen und den der Haut und Haare verzögern, bedingt dadurch, daß sich im Gelee-

Royale große Mengen Vitamin B 5 befinden, die meisten aller natürlichen Substanzen
- ebenso zum Ausgleich von Mangelerscheinungen an Vitaminen, Spurenelementen, Aminosäuren usw. beitragen.

Gelee-Royale kann beim kranken Menschen
- allein oder in Verbindung mit anderen notwendigen Therapien eingenommen werden
- die Vitalität der Thymusdrüse (siehe auch Seite 21) erhöhen
- und bei Diabetikern den Blutzuckerspiegel verringern.

Allgemeine Indikation

- Asthenien (Kraftlosigkeit) sowohl im psychischen, physischen als auch im intellektuellen Bereich:
  Asthenie während einer Krankheit, gleich welcher Art, allgemeine Rekonvaleszenz, post-operative Asthenie, Überanstrengung jeglicher Art, sexuelle Asthenie, sowohl beim Mann als auch bei der Frau, physische und intellektuelle Asthenie, neurotische Asthenie – Neurasthenie, Asthenie bei alten Menschen
- Anorexie (Appetitlosigkeit), physiologischer Art, aber auch geistige Anorexie
- Abmagerung und Hypotrophie beim Säugling, Magerkeitszustände
- Körperschwäche, auch anlagebedingt
- Seneszenzen (vorzeitiges abnormes Altern).

Besondere Indikation

Herzgefäße und Kreislauf
- Hypercholesterinanämie (Erhöhung des Cholesterinspiegels) im Serum, steigert das Risiko zu Arteriosklerose
- Arteriosklerose oder Arterienverkalkung, auch vorbeugend
- Arterielle Hypotonie oder Druckerniedrigung und
- Arterielle Hypertonie (Bluthochdruck); in beiden Fällen wirkt Gelee-

Royale offenbar regulierend, durch Wiederherstellung der normalen Werte, das heißt steigern oder senken
- Neuro-zirkuläre Störungen, wie Ohrensausen, Schwindel usw.
- Angina pectoris (Herzkranzgefäßerkrankung) sowohl vorbeugend als auch Nachbehandlung bei Herzinfarkten.

Verdauungsorgane
- Anorexie (Appetitlosigkeit), Gelee-Royale regt den Appetit von appetitlosen Menschen an; hat keinen Einfluß auf den normalen Appetit
- verschiedene Verdauungsstörungen
- Gastroduodenales Ulcus (Magen- oder Zwölffingerdarmgeschwür) ausgezeichnete Ergänzung zu anderen Therapien mit sehr günstigem Einfluß
- Kolitische Störungen, auch neuro-vegetativer Art
- Leber-Gallen-Sensibilitäten regulieren sich überraschend gut.

Geschlechts- und Harnapparat
- gewisse Arten von Impotenz oder sexueller Kraftlosigkeit; oft ist im Alter die Zeugungsfähigkeit geschwächt
- gewisse Arten von Frigidität bei der Frau
- funktionelle Mensesstörungen werden oft reguliert
- Harninkontinenz, sowohl funktionelle als auch neurogene.

Neuro-psychischer Bereich
- neurotische Asthenie oder nervöse Schwäche
- leichte Depressionszustände
- Angstzustände und Phobien
- Gemütsverfassung, Störungen werden normalisiert
- Schlaflosigkeit, einige Arten
- verschiedene psychosomatische und funktionelle Störungen
- Mongolismus bei Kindern (leider haben wir auch heute noch sehr wenig therapeutische Möglichkeiten) mit Gelee-Royale kann man eine Besserung der geistigen Entwicklung und Herabsetzung der motorischen Erregbarkeit erreichen. (Für Erwachsene reichen die Erkenntnisse noch nicht aus, sie können aber nur positiv verlaufen).

Dermatologie

- Xerodermie (Austrocknung der Haut) mit Entwässerung
- Neurodermitis (endogenes Ekzem), zur Unterstützung im psychosomatischen Bereich
- Akne
- verschiedene Hautkrankheiten, besonders bei Dermatosen mit Keratosen- (Verhornung) und Seborrhoeerscheinungen (Kopf-)
- Lupus erythematodes (Gefäßbindegewebssystemerkrankung), selten bei Frauen ab 30, Gelee-Royale hilft manchmal bei Versagen traditioneller Therapien.

Verschiedene Bereiche

- gegen Grippe, als Vorbeugung und als Kur vor und nach den jeweiligen Grippe-Epidemien verhindert oft die Erkrankung
- chronische Knochengelenksyndrome, bei denen die üblichen Therapien nur sehr geringe Linderung verschaffen, erzielt Gelee-Royale allein oder in Verbindung mit Bienengift sehr gute Resultate
- Osteoporose (Knochendichte)
- Asthma, in Verbindung mit herkömmlichen Therapien oder mit 15-prozentiger Vollpropolis als Kur, zur Unterstützung
- Parkinsonsche Krankheit betreffend, wurden zwar sehr gute Erfolge veröffentlicht, aber man hat noch keine großen Erfahrungen. Allerdings hat Gelee-Royale in Verbindung mit spezifischen Pflegemedikationen eine wohltuende Wirkung.

In Kanada wurde in den Jahren 1959 und 1960 eine Untersuchung seitens des Gesundheitsministeriums von Ottawa von den Ärzten Dr. Townsend und Dr. Morgan durchgeführt, bei denen 1000 Mäusen Krebszellen eingeimpft wurden, was nach zwei Monaten mit dem Tode endete. Unter gleichen Bedingungen wurde weiteren 1000 Mäusen Krebszellen, vermischt mit Gelee-Royale, eingespritzt. Diese Mäuse blieben unversehrt und starben an Altersschwäche!
Dies soll nicht dazu dienen, den Menschen, die von diesem Experiment gehört haben, klarzumachen, daß Gelee-Royale fähig ist, Krebs zu heilen. Es zeigt lediglich, daß Krebszellen in Verbindung mit Gelee-Royale in

ihrer Entwicklung gehemmt oder gestoppt werden und keine Krankheit mit tödlichem Ausgang entstehen lassen. Und darüber nachzudenken lohnt sich auch!

Vielleicht spielt wirklich Gelee-Royale bei der Entwicklung menschlicher Krebskrankheiten eine vorbeugende Rolle. Vielleicht kümmern sich die verschiedenen Wissenschaften irgendwann einmal darum – es wäre zu begrüßen. Dementsprechende und andere Untersuchungen in Rußland, Polen, Rumänien, China, Italien, Österreich, Belgien, Kanada, USA usw. werden noch fortgesetzt. Nur in Deutschland hält man sich diskret zurück. Das muß doch einen Grund haben.

Russische Untersuchungen haben ergeben, daß Imker so gut wie nie an Krebs erkranken und eine hohe Lebenserwartung haben. An Zufälle glaube ich nicht.

In der Tat, es gibt:

1. keine eigentliche Kontraindikation, auch nicht bei Fettsucht, denn Gelee-Royale bessert zwar den Appetit bei Anorexie, verändert aber den normalen Appetit praktisch nicht.
2. keine Unverträglichkeit, auch nicht mit anderen Heilmitteln, egal welchen, lt. derzeitigem Wissensstand.
3. keine Sekundärerscheinungen, wie wissenschaftliche Arbeiten seit Jahren weltweit bewiesen haben.
4. absolute Ungiftigkeit, auch bei hohen Dosierungen.
5. totale Unschädlichkeit, weswegen man Gelee-Royale auch und gerade während einer Schwangerschaft zu sich nehmen sollte.
6. keine Gewöhnung, auch nicht bei langen Kuren.

Da es weder eine Kontraindikation noch Unverträglichkeit des Gelee-Royales gibt, bleibt festzustellen, daß es nur sehr wenige vergleichbare Medikationen mit einer so hohen Wirksamkeit gibt.

Dosierung

Prinzipiell bin ich dagegen, daß Gelee-Royale mit Metallen in Berührung kommt. Die einzige Ausnahme ist Gold. Aber wer besitzt schon einen goldenen Löffel, resp. ist mit diesem geboren worden. Nehmen Sie aus-

schließlich einen Glasstab, in Ermangelung dessen einen Plastiklöffel (Eierlöffel) und tauchen Sie den Stiel ca. 2 cm tief in das Gelee-Royale ein. Was daran hängen bleibt ist ca. 0,5 g. Jetzt nicht ab damit auf die Zunge und herunterschlucken, sondern unter die Zunge legen und langsam zerschmelzen lassen. Auch diese Wirkstoffe müssen über die Mundschleimhäute dem Organismus zugeführt werden.
Die tägliche Dosis beim Erwachsenen beträgt 0,5 bis 1 g, bei Kindern etwa die Hälfte. Nehmen Sie das Gelee Royale nüchtern sublingual (unter der Zunge zergehen lassen), dann zeigt es die beste Wirkung!
Bewahren Sie Ihr Gelee Royale pur grundsätzlich im Kühlschrank an der kühlsten Stelle bei ca. 0 bis 5° C auf. Verrühren Sie Ihr Gelee-Royale mit Honig und Pollen und bewahren Sie es bei einer Temperatur von bis zu 14° C auf.

Denken Sie daran: Königinnen erhalten täglich Gelee-Royale!

»Man muß nicht erröten,
wenn man vom Volke lernt,
was der Kunst des Heilen nützt!«

HIPPOKRATES

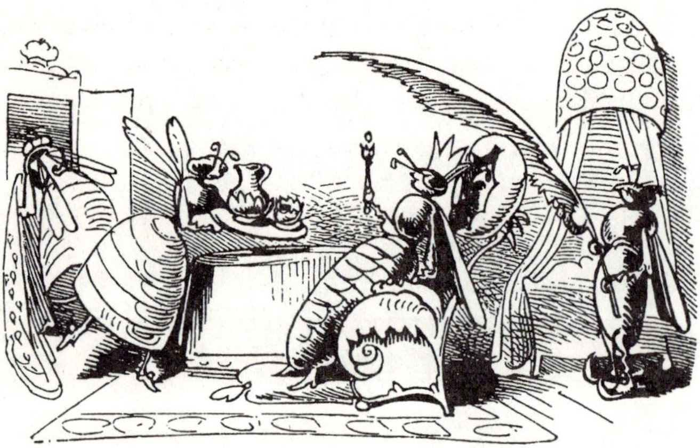

DIE PROPOLIS

Als Propolis bezeichnet wird eine Reihe harziger, gummiartiger und balsamischer Substanzen mit zäher Konsistenz, die die Biene von bestimmten Knospen, Blättern und anderen Pflanzenteilen einträgt, im Stock verbaut, umwandelt und reifen läßt. Umgewandelt heißt, daß der Bien durch Beimischen von eigenen Sekreten wie Wachs (Wachsplättchen werden »ausgeschwitzt«) und Speichelabsonderungen die Propolis zum Teil modifiziert.

Die Bezeichnung Propolis kommt aus dem Griechischen und bedeutet direkt übersetzt »Vor dem Stadtstaat«, sinngemäß: »der Wächter vor der Türe« und hat mit der deutschen Bezeichnung Kittharz einen weder ausdrucks- noch bestimmungsgerechten Namen. Oder: *Kittharz ist noch keine Propolis und Propolis ist kein Kittharz mehr!*

Die Propolis wird von den Bienen zwar auch als Isolations- und Reparaturmaterial verwendet, sowie als Kitt, Zement oder auch Firnis, wird aber auch für alle möglichen höherwertigen Anwendungen benötigt, wie:

- Verteidigungsschutz hinter dem Flugloch (Viren, Bakterien, Keime, Bazillen)
- Abdichten von Ritzen, Löchern, Spalten etc. (gegen unerwünschte Besucher wie Insekten, Schmarotzer, Viren, Bakterien, Keime und gegen Zugluft)
- um Scharten oder Unebenheiten im Inneren zu glätten (wird zum Teil verwendet wie eine Tapete)
- zur Fluglochverengung (auch gegen größere Eindringlinge)
- zum Verkleben der einzelnen Wabenrähmchen, damit diese einen festen Sitz bekommen (ist den Imkern meistens nicht recht)
- zum Einbalsamieren von Kleintieren oder Insekten in Verbindung mit

Wachs, nachdem sie abgestochen worden sind und nicht herausbefördert werden konnten (dadurch wird dem Verwesungszustand entgegengewirkt)

- zum Beschichten der Innenwände neuer Waben mit einem feinen Überzug (Jungfernhäutchen), bevor die Königin mit dem Stiften (Legen von Eiern) beginnt (Desinfizierung).

Genial – meinen Sie nicht auch?

Die Propolis ist wahrscheinlich die Ursache dafür, daß die Imme laut Untersuchungen mittlerweile ca. 85 Mio. Jahre alt ist, ohne sich sehr viel während der sogenannten Evolutionszeit verändert zu haben. Das können wir von uns Menschen nicht behaupten! Uns gibt es mal gerade erst seit einigen zig-tausend Jahren, wie unsere Wissenschaft behauptet! Bewiesen hat uns unsere Wissenschaft, daß sich die Menschheit, bedingt durch ihre Lebensweise und durch Umwelteinflüsse, sehr stark verändert hat. Und nicht immer zum Positiven.
Die Heilkraft der Propolis ist den Menschen seit Jahrtausenden bekannt, was alte Überlieferungen aus China, Ägypten, Rußland und Griechenland u. a. beweisen. Es ist auch noch gar nicht so lange her (1987), als eine Meldung durch die internationale Presse ging. Sie berichtete, daß man bei Ausgrabungen in Ägypten »keimfähigen Weizen« gefunden hätte. In den internationalen Zeitungen war auch die Rede davon, daß man Honig und eine Masse, die man später als Propolis erkannte, gefunden hätte. Alle diese Stoffe waren voll genuß- und anwendungsfähig, somit auch wirkungsfähig. Man schätzte den Fund auf ca. 3000 Jahre.
Leider war im deutschen Pressewald sehr wenig vom Letzteren zu lesen. Wenn man allerdings einige Zusammenhänge kennt, weiß man warum. Schade, es wäre für alle eine kleine Aufklärung gewesen – aber was nicht sein darf – kann nicht sein!

»Laß es dich nicht gereuen,
auch beim gemeinen Manne nachzufragen,
ob ein Ding zu Heilmittel geeignet ist.«

HIPPOKRATES

Berichte über Propolis liegen vor, u. a. seit:

- dem 4. Jahrhundert v. Chr. von den griechischen Philosophen *Sokrates* und *Platon,* der dessen Lehre übernahm
- von *Aristoteles,* der damals schon schrieb: *»... ein Mittel gegen Hautkrankheiten, Wunden und Eiterungen«* *»Primum non nocere«*
- dem 1. Jahrhundert v. Chr. vom lateinischen Wissenschaftler *Varron* und vom altrömischen Philosophen und Imker *Vergil*
- dem 1. Jahrhundert n. Chr. aus den Briefen von Plinius, dem kaiserlichen Finanzberater, und dem griechischen Arzt *Dioscorid,* in denen es heißt: *»... sie zieht Stacheln heraus und alles, was ins Fleisch eingedrungen ist, sie reduziert Schwellungen und erweicht Hautverhärtungen. Sie vermindert Nervenschmerzen, heilt oft unheilbare Geschwüre, Abszesse und Furunkel ab.«*
- dem 1. Jahrhundert n. Chr. von Celsus und Dioskorides, die sich u. a. wie folgt äußerten: *»... das gelbe Bienenharz zu sammeln, das süß duftet und dem Styrax ähnelt und auch in sehr trockenem Zustand weich und streichfähig in der Art von Mastix ist ... In Form von Dampf hilft es gegen verschleppten Husten, und aufgetragen nimmt es Flechten weg ...«*
- dem 2. Jahrhundert n. Chr. in wissenschaftlichen Werken des griechischen Arztes *Galen*
- dem 11. Jahrhundert n. Chr. des persischen Arztes und Philosophen *Avicenna,* der da schrieb: *»... sie besitzt die Eigenschaft, Pfeilspitzen und Dornen herauszulösen, verdünnt, reinigt gut und erweicht stark«.*
- dem 12. Jahrh. in den medizinischen Schriften der Georgier als Bestandteil der Heilmittelpräparate
- den Inkas zur Bekämpfung fiebriger Infektionen
- dem 18. und 19. Jahrhundert bei den Franzosen und Russen
- dem 19. und 20. Jahrhundert in Südafrika bei den Burenkriegen als hochwirksames, desinfizierendes und narbenförderndes Mittel
- dem 20. Jahrhundert bei den russischen Soldaten wegen Fehlens der pharmazeutischen Mittel, wobei dann festgestellt wurde, daß sie zum Teil der Pharmazie weit überlegen ist
- den 70er Jahren dieses Jahrhunderts, Erfahrungen von Dr. med. Emil Eckel, Tirol – gute Heilerfolge bei Arthritis, Durchblutungsstörungen, Lumbago (Hexenschuß), Muskelschmerzen und -verspannungen, Syndrome der Hals- und Brustwirbel usw.

- 1985 von Dr. med. O. Hamid, Wien, der da urteilte: *»Die antibiotische, antivirale und den Heilprozeß beschleunigende Wirkung von Propolis ist wissenschaftlich belegt und gesichert. In dem von mir geleiteten Krankenhaus (Rudolfinerhaus) wurden mit der Propolis beeindruckende Behandlungserfolge erzielt – selbst in Fällen, wo andere Mittel versagten.«*
- u. v. a. m.

> *»Von zwei Ärzten ist immer derjenige der bessere, welcher mit dem schonenderen, weniger eingreifenden Verfahren zum Ziele kommt.«*
>
> HIPPOKRATES

Ein Vorwurf an die Kollegen: Leider ist es noch immer so, daß die gewonnene Propolis von den meisten Imkern aus Unkenntnis weggeworfen wird. Den Imkern ist die Propolis als Heilmittel mittlerweile unbekannt – leider! Aber dieses Phänomen gibt es auch bei Gärtnern, Kräutersammlern usw.

Nachdem wir von unserem Imkerfreund Georg Meyer von einzelnen Wirkungsweisen der Propolis erfahren haben, haben wir uns sachkundig gemacht und viele teilweise sehr alte Werke, aber auch brandaktuelle Erfahrensberichte gesichtet, gelesen und ausgewertet. Erste persönliche Erfahrungen, selbst im Bekanntenkreis ergaben Körperreaktionen, die so spektakulär waren, daß sie oft an Wunder grenzen. Unter den Kunden gab es zahlreiche, die nach jahrelangem erfolglosen ärztlichen Bemühen mit Salben, Tabletten oder anderen Pharmaka durch Anwendung von Propolis bereits in vielen Fällen nach einigen Tagen von ihren Leiden befreit wurden und blieben.

Nur: hier gibt es keine Konsumhaltung, Propolis rein – Krankheit raus; manchmal dauert es schon eine ganze Weile, bis die Propolis im Körper »aufgeräumt« hat und unser Immun- und Selbstheilungssystem uns selber heilt. Also bitte, Geduld! Fallbeispiele aus eigener Erfahrung, resp. von eigenen Kunden/Patienten, sind im Anhang nachzulesen.

Zahlreiche Versuche und Arbeiten haben folgende wesentliche Faktoren bewiesen:

- keine toxische Wirkung und keine pathologische Störung, auch nicht bei ununterbrochener Einnahme
- keine Unverträglichkeit oder Nebenwirkungen, einige, höchst seltene Fälle ausgenommen (max. 0,05 % – wird noch beschrieben)
- keine onkogenen Eigenschaften, im Gegenteil, beim Tier sogar onkolytische, d.h. sie verursacht und bewirkt mit die Auflösung von Geschwülsten (beim Menschen auch?)
- keine teratogene Wirkung
- keine anaphylaktischen Schocks.

Empirische Beobachtungen und Untersuchungen haben die Bestätigungen für folgende Eigenschaften gefunden:

- sehr stark anästhesierend, aufgrund der flüchtigen Öle, und zwar ca. drei- bis viermal so stark wie Kokain oder sechs- bis achtmal so stark wie Novocain
- umfassend bakteriostatisch und bakterizid, hängt von der Konzentration der Propolis ab (nach unterschiedlichen Versuchen »in vitro« oder »vivo«) insbesondere bei folgenden Bakterienstämmen:
  verschiedene Staphylokokken, Streptokokken und Salmonellen, Kolibakterien (Escherichia coli B), Baccillus subtilis, alvei und larvae, Proteus vulgaris
- äußerst entzündungswidrig
- fungizid gegenüber Pilzen, Mykosen usw.
- narbenbildungsfördernd (fördert die Geweberegeneration)
- antirheumatisch
- Phagozytose (Freßzellen) fördernd und Bildung von Antikörpern
- antioxydantierend (Konservierung)
  (Wäre der Lebensmittel- und Kosmetikindustrie, sowie in dem Bereich der Medizin und Biologie sehr zu empfehlen.)
- Phytoinhibitor (keimhemmend)
  (Empfehlung an die Lebensmittelindustrie: Statt mit Gammastrahlen, auf natürliche Weise behandeln; es wäre zudem gesund und nicht krankheitsfördernd.).

Propolis kann man in Azeton, Alkohol, Ammoniak, Benzin, Chloroform, Äther, Trilen usw., beziehungsweise durch eine verschiedenartig zusammengesetzte Mischung lösen, fast alle Bestandteile werden dabei verwertet, ein Teil ist nicht dauerhaft lösbar. Propolis ist in Wasser *nicht* lösbar, es verharzt. Propolis wird auch in Lacken und Firnis verwendet, um Möbel oder Streichinstrumente damit zu behandeln. Stradivari hat seine Geigen damit behandelt, möglicherweise ist darauf der Klang und letztlich auch der Wert zurückzuführen.

Die Zusammensetzung der von den Bienen gesammelten Propolis:
- 50 % Harz und Balsam
- 30 % Wachs
- 10 % ätherische Öle
- 5 % Pollen (zufällig)
- 5 % verschiedene organische Stoffe und Mineralstoffe

Folgende Bestandteile wurden nachgewiesen (der größte Teil gehört zur Gruppe der Flavonoide):
Koffeinsäure, Benzoesäure, Ferulsäure, Acetatin, Phenylakrylsäure, Chenipherid, Phenylakrylalkohol, Galangin, Isalpin, Isovanilin, Dimethoxyflavon (zwei Sorten), Chrysin (gelbe Farbe von Propolis u. Wachs), Tektochrysin, Vanilin, Sakuranetin, Rhamnocetrin, Pinobanksin, Pinostrobin, Pinocembrin, Quercetin, Benzylkumarat P., Pektolinarigenin.

Die vorgenannten Flavonoide spielen aufgrund der diversen physiologischen Funktionen in der Therapie eine bedeutende Rolle, u. a.
- kausale Wirkung auf die Haargefäße
- Abklingen der Entzündungen
- mögliche Steigerung der Ascorbinsäure (Vitamin C)

Achtung! Die Propolis enthält:
- keine Eiweißsubstanzen
- keine hormonalen Stoffe
- keine Fettstoffe

– nur Vitamin B3 oder PP, sonst keine, dagegen an Mineralstoffen und Spurenelementen:
Aluminium, Barium, Blei, Calcium, Chrom, Eisen, Kobalt, Kupfer, Mangan, Nickel,Silizium, Strontium, Titan, Vanadium, Zink, Zinn.

Alle vorgenannten Substanzen sind für den Stoffwechsel der Zellen von größter Bedeutung! Geerntet werden sollte die Propolis ausschließlich in vollreifem Zustand, um eine entsprechende und höchst wirkungsvolle Substanz zu erhalten.
Wahrscheinlich existieren in der Beute bis zu sieben verschiedene Abstufungen (Grade). Frische – resp. seitens vieler Imker als »normal« geerntete, Propolis – zeigt maximal Wirkung bei grippalen Infekten, nicht mehr. Vollpropolis kann und sollte nur von März bis Juni eines jeden Jahres geerntet werden.
Während der Trachtzeit hat die Biene kaum Zeit sich mit Propolis zu beschäftigen; außerdem weiß man in der Zwischenzeit, daß die Propolis von der Biene genauso umgetragen wird wie der Honig. Durch die geo graphischen Bedingungen, das Alter, das Umtragen und die Lagerung, die Reife gemeinsam, entsteht erst Vollpropolis
Die jeweilige Ernte beträgt im Schnitt 100 bis 150 g pro Jahr und Beute und ist noch unrein. Diese Rohpropolis muß gereinigt und filtriert werden. Danach bleiben max. 40 bis 45 Prozent verwendbares Propolis, die im günstigsten Falle eine Reinheit von 85 bis 89 Prozent (nie darüber) aufweist. Diese wird in reinem Alkohol soweit verschüttelt, daß eine dosierfähige Flüssigkeit – eine Ur-Tinktur – auch und gerade zur inneren Einnahme, entsteht.

Achtung! Hier passieren bei den meisten Imkern die größten Fehler! Zum Beispiel: Es werden 20 g Propolis (egal welche) und Kittharz geerntet und (jetzt kommen die Rechenkünstler) mit 100 g Alkohol, oft nur normalem Schnaps, gemischt. – Dann hat man »20-prozentige Propolis« – *Falsch!*

Das wäre zu schön, um wahr zu sein. Im Handel sind auch leider immer wieder Produkte, die als »gesättigte« Lösung dargeboten werden. Gesättigt an was? An Propolis kann es nicht sein, da in der Propolis ca. 150 verschiedene Einzelverbindungen vorkommen. Jede einzelne Verbindung hat nach dem Naturgesetz eine eigene spezifische Löslichkeit. Somit sind bei diesen Lösungen noch wesentliche Anteile an Rückständen vorhanden. Gleiches gilt, wenn 3-prozentige , 6-prozentige oder 12-prozentige Propolis angeboten wird. Prozentig von was? Oder es ist vorsichtshalber gar nichts vermerkt worden – was ist dann in der Flasche oder Kruke? Natürlicherweise kann man solche Produkte sehr kostengünstig erwerben, nur wogegen sollen sie wirklich helfen?

Gesprächsdialog: *»Ich kenne auch Propolis! Bei uns auf dem Markt steht jemand, der verkauft das auch. Aber viel billiger. Soll gut sein gegen Grippe.«*
»Gegen was hilft es denn noch?«
»Weiß ich nicht. Ist aber viel billiger.«
»Welche Propolis ist denn angeboten worden: Vollpropolis, mit welchem Prozentsatz, als Urtinktur oder als was?«
»Weiß ich nicht, eben Propolis, ist doch auch egal, Hauptsache es ist billig!«
An solchen oder ähnlichen täglich wiederkehrenden Gesprächen sieht man, daß sich mit der Materie viel zu wenig beschäftigt wird, die Menschen leider auch oft nicht zuhören wollen oder können und nur oberflächlich etwas mitbekommen haben. Der Gesamtkomplex ist viel weitreichender und umfangreicher, als sich die meisten vorstellen können. Bedenken Sie zudem bei der Beschaffung Ihrer Propolis, daß es bei ausländischen »Schnellernten« die gleichen Probleme, wie bereits beim Honig ausführlich beschrieben, gibt. Vollreife und Handpflege, resp. richtige Aufarbeitung kann durch nichts ersetzt werden.

Es war schon immer etwas aufwendiger, Qualität zu erzeugen.

Eigenschaften und Indikationen

Optimalerweise sollten die Tinkturen nach anthroposophischen Gesichtspunkten ausschließlich von Hand hergestellt werden und nicht mit Metallen in Berührung kommen, um die hohen Werte und Schwingungen zu erhalten. Solch eine Propolistinktur kann innerlich in der

Regel in Verbindung mit Honig, selten mit anderen Flüssigkeiten verbunden, eingenommen werden; äußerlich auftragfähig verbunden mit Fetten, Eucerin, Ölen oder in Verbindung mit alkoholischen oder wässerigen Flüssigkeiten (als Balsam), angewendet werden. Zum Beispiel:

- Propolis 15-prozentig in 96-prozentigem Alkohol als Tinktur zur innerlichen Einnahme, bevorzugt mit Imkerhonig, langsam im Mund zergehen lassen, damit die Schleimhäute die meisten Wirkstoffe direkt dem Organismus zuführen können (Nehmen Sie nie Raffinadezucker – er tötet uns!).
- Wie vor: zum Auspinseln von Schleimhäuten, Ohren usw.
- Propolistinktur in Alkohol (30- bis 60-prozentig) zum Spülen und Gurgeln
- Propolistinktur in Tee oder warmem Wasser, wie vor
- Propolis als feste Kaumasse oder als Granulat oder Pulver, letzteres hervorragend zum »Schniefen« durch die Nase
- Propolis 15-prozentig in reinem Lanolin oder Eucerin als Salbe im gesamten Bereich der Dermatologie und für die Nasenschleimhäute der Allergiker (Heuschnupfen u. v. a. m.)
- Propolisbalsam zur Behandlung behaarter Körperstellen und gegen Haarausfall jeder Art, aber auch als Haarfestiger und Intensivpflege.

Propolis kann auch mit anderen diätetischen Lebensmitteln veredelt werden, wie Honig, Pollen, Gelee-Royale oder auch mit verschiedenen medikamentösen Substanzen, die bei vielen Indikationen die Wirkung der Propolis noch verstärken. Die Propolis ist, wie zum Teil schon beschrieben, im wesentlichen eine Substanz mit folgenden Eigenschaften:

- antibiotische, auf div. Mikrobenstämme
- anästhetische, drei bis viermal stärker als Kokain, ohne Nachteile
- narbenbildend, Geweberegeneration durch Stimulanz
- immunologisch, Abwehrmechanismen des Körpers werden verstärkt und regeneriert

Allgemeine Indikation

Beim gesunden Menschen wird die Widerstandskraft des Organismus erhöht resp. verstärkt und baut rundherum neu auf. Viele der zu erwartenden Krankheiten bleiben dem Körper dadurch fremd und bleiben somit aus.

Besondere Indikation

Propolis kann je nach Art und Schwere der Krankheit allein oder mit anderen Medikamenten bei folgenden Gruppen eingenommen werden:
Herzgefäß und Kreislauf (allgemein)
- diverse Anämien
- Cholesterinspiegelsenkung

Atemwege/HNO-Krankheiten (örtlicher Natur und Allgemeinweg)
- Angina, Mandelentzündung
- Pharyngitis, Rachenschleimhaut-Virus-Infektion
- Laryngitis, chron. Kehlkopfentzündung, oft mit Pharyngitis
- Rhinitis, Schnupfen, Nasenkatarrh
- Ozäna, Stinknase, Nasennebenhöhlenentzündung
- Otitis, Ohrenentzündung
- Sinusitis, Nebenhöhlenentzündung, eiterig, oft geschlossen
- Bronchitis, auch chronisch, (örtl. und allg. kombiniert)
- Lungenleiden, (allgemein)
- Tuberkulose, (als Ergänzungstherapie)
- u.v.a.m.

Verdauungsorgane –Stomatologie (meist örtlich)
- Gingivitis, Zahnfleischentzündung
- Glossitis, Zungenschleimhautentzündung
- Stomatitis, Mundschleimhautentzündung, oft mit Gigivitis
- Aphthen
- übelriechender Atem

- Zahnschmerzen, teilweise binnen ca. 5 Sekunden!
- Zahninfektionen
- Abszesse
- nach Extraktionen, schnelle Wundheilung
- Paradontose
- Mundbodenphlegmone
- Candidamykosen, Pilze

Verdauungsorgane – Gastroenterologie (allgemein)
einige Gastroduodenalgeschwüre
- Gastritis
- verschiedene Kolitiden
- Wiederaufbau der Flora intestinalis
- Darmgrippe

Geschlechts- und Harnapparat (allgemein)
- Infektionen und Entzündungen der Harnwege
- Nieren und Blase
- Geschlechtsorgane
- Prostata beim Mann (zusätzlich auch Pollen)
- Vaginaltrichomoniasis bei der Frau

Dermatologie (örtlich und allgemein)
- Quetschungen
- Verletzungen
- Beulen, auch Frostbeulen
- Schrunden
- Verbrennungen (auch mit flüssigem Imkerhonig)
- Brandwunden
- Sonnenstiche
- Abszesse
- Schnittwunden
- Bißwunden
- Furunkel
- Eiterungen

- Fieberblasen
- Ulcus cruris, Unterschenkelgeschwür
- alle langwierigen und schwierigen Vernarbungen
- Schorf
- Warzen
- Hühneraugen
- Schwielen
- Hornhaut
- unreine Haut
- Akne
- Wundliegen
- Ekzeme, auch eiternde
- Säuglingsdermatose
- Wundsein, Wolf
- Blutstiller, auch innerlich, u.a. bei Mandeloperationen
- Gürtelrose
- Mykosen (u.a. Scherpilzflechte)
- Entzündungen durch Strahlungen, auch Kobalt- u. Gamma-
- Proktologie: *Anal- und Perianalläsionen*
- Psoriasis (Schuppenflechte)
- Neurodermitis

wobei es danach immer zu narbenfreier Abheilung kommt. Selbst alte Narben verändern sich bei späterer Narbenpflege bisweilen positiv.

Drüsen – endokrine Störungen (allgemein)

- Pankreatitis, Bauchspeicheldrüsenentzündung
- Hepat, oder Leber (vor allem Entgiftungen, auch bci Chcmotheraphie)
- Virushepatitis, u.a.
- Schilddrüsenfunktion

  bes. diffuser endemischer Kropf (ausgebreitete Durchseuchung), Struma nodosa (Knoten der Schilddrüse)

Verschiedene Bereiche

- Stoffwechsel (allgemein)
  anlagebedingte Schwäche der Widerstandskraft, Podagra oder Gicht (Ablagerung von Harnsäure)
- Knochen und Gelenkkörper (allgemein)
  verschiedene rheumatische Syndrome, Ischias, Osteoporose (Knochendichte), Muskelschmerzen
- Ophthalmologie (örtlich)
  Blepharitis, (Gerstenkorn), verschiedene Entzündungen
- u. v. a. m.

sowie alle Erkrankungen des Immun- und Selbstheilungssystems.

Von einigen weltweit bekannten und mit Hilfe der herkömmlichen Medizin nicht in den Griff zu bekommenden Krankheiten wird hier nicht gesprochen. Jeder kennt Sie, aber es fehlt auf diesen Gebieten noch das Wollen der Anwendung, und somit viele Untersuchungen, um darüber schreiben zu können und dürfen! Die uns bisher bekannt gewordenen Erfahrungen sind ausnahmslos positiv verlaufen.

Warum stellt denn niemand die Menschen unter Naturschutz?

Die Indikationen beruhen nicht nur auf empirischen Erfahrungen, sondern, wie nachzulesen ist, auf definitiven Erfahrenswerten.

> *»Prahlen Sie nicht, meine Herren, mit Ihren Operationen, denn ein Organ heilen heißt nicht, dasselbe wegschneiden.«*
>
> JOSEPH HYRTL (1810–1894)
> Professor der Anatomie in Prag und Wien

Die tägliche Dosis und die Dauer der Behandlung ist sehr unterschiedlich, je nach Darreichungsform, Anwendungsweise und Indikation.

Prinzipiell gilt: Zur Aufarbeitung des Immunsystems sollten Sie regelmäßig 8 bis 10 Tropfen deutsche Vollpropolis, grundsätzlich auf einer Teelöffelspitze voll Imkerhonig oral nehmen, lange, das heißt ca. 1 bis 1,5

Minuten im Munde belassen und gut einspeicheln. Durch den normalen Speichelfluß vermehrt sich die gesamte Menge im Mund. Nach der Zeit herunterschlucken.

Nie und zu keiner Zeit nehmen Sie Propolis auf Zucker, Brotstücken oder anderen Hilfsmitteln. Es ist einfach falsch.

Der Honig dient der Propolis als Hilfsmittel, über die Schleimhäute in den Organismus zu gelangen. Wenn die Propolis sofort und direkt in den Magen gelänge, würden durch die Magensäure zuviele der Wirkstoffe kaputt gehen. Bei Kindern sollte in etwa die Hälfte gegeben werden. Aber Ihr Körper sagt Ihnen, wann die erforderliche Dosis erreicht ist – und es gibt keine Toxidität (keine Vergiftungsgefahr), auch nicht, wenn Sie zu hoch dosieren sollten!

Es gibt a priori keine Kontraindikation im eigentlichen Sinne; es gibt auch absolut keine Propolis-Allergie, maximal eine Harz-Allergie, auch Imkerdermatose genannt, die allerdings bei nur 0,1 ‰, hochgerechnet auf 0,5 ‰ (= ½ pro tausend!) aller Menschen allergische Erscheinungen hervorrufen kann. Die Ursachen sind meistens nur Pappelharze, nicht allgemein Harze. Nach Absetzen der Propolis, oder nach Einnahme über mehrere Tage, verschwinden die Reaktionen. Bei einigen Anwendern sind, nach Tagen oder auch Wochen, Hautreaktionen zu erkennen; bei sehr seltenen Fällen auch Schlappheit oder erhöhte Temperatur.

Erschrecken Sie nicht dabei, es ist nichts anderes, als daß sich der Körper von den Unreinheiten, die ihm über Jahre seitens der Nahrungsmittel (denn Lebensmittel sind die fabrikmäßigen Sattmacher, doch wohl nicht mehr) und Pharmaka zugeführt worden sind, löst. Je nach Körper- und Immunsystembeschaffenheit stärker oder schwächer (siehe auch Nebenerscheinungen). Es ist also nichts Besonderes, wenn Sie auf Propolis reagieren. Wir finden es gut, daß Ihr Körper, Ihr Immunsystem, noch reagieren kann!

Hier sei noch angemerkt: Es gibt hervorragende »Tricks« seitens einer Industriebranche, um Propolis unpopulär zu machen oder zu erklären. Aus ca. 800 verschiedenen eigenen Kundenerfahrungen hat sich ergeben, daß bis zum zum Jahre 1988 alle Allergiepässe mit den jeweilig zu mei-

denden Substanzen (laut Diagnose des behandelnden Arztes) gekenntzeichnet waren. Seit ca. 1989 gibt es bundesweit neue Pässe, in denen bei über 95 % (!) aller Fälle ausdrücklich vermerkt ist, daß der jeweilige Allergiker Propolis meiden müsse. Das entspricht nicht den Diagnosen der Ärzte, sondern ist fest in den Paß gedruckt worden.
Sollten alle diese Allergiker die nachgewiesenen 0,5 ‰, also ½ Person pro tausend sein ? Das kann doch wohl nicht – oder? Gerne wird geschrieben, daß mindestens 10 % der Menschen allergisch auf Propolis reagieren. Das ist einfach eine Lüge, die aus Unkenntnis oder Absicht getätigt wird.
Nochmals: es gibt keine eigentliche Propolisallergie, mit der einen Ausnahme, die der Pappelallergie (w. v.).
Wenn man allerdings weiß, wer die Pässe drucken läßt, könnte einem ein Licht aufgehen.
Propolis kann nur in der uns bekannten *hohen Qualität* von Hand erstellt werden, fabrikmäßige Großproduktionen »funktionieren« nicht. Die wirkliche Prozentualität wird auch nicht vermerkt! Im übrigen: Die Pharmaindustrie arbeitet seit ca. 35 Jahren und länger daran, Propolis künstlich herzustellen. Man hat auch u. a. festgestellt, daß die Propolis 150 verschiedene Indizierungen hat. Wir waren alle sehr begeistert davon! Man hat wieder bewiesen, was bereits seit Erscheinen der alten Überlieferungen und Schriften aus China und Ägypten bekannt war. Man hat also nichts Neues gefunden und Propolis kann immer noch nicht künstlich hergestellt werden.

»Davor sei auch der heilige Ambrosius«.

Das ist der Schutzheilige der Bienen und Zeidler, also Imker. Ambrosia ist die Götterspeise, also der Honig.
Grundregeln zur Einnahme:

- Bei gewissen Allergien sollte einschleichend dosiert werden und in jedem Falle die Propolis innerlich nur in Verbindung mit Imkerhonig genommen werden. Es gibt einige Ausnahmen, bei denen die Propolis auch in lauwarmen Tees, Milch oder Wasser genommen werden kann.
- Als Inhalator in warmen oder heißem Wasser.
- *Nochmals: Nie, aber auch zu keinem Zeitpunkt, auf Zucker!*

- Äußerlich als Salbe (Cremes), dünn, (»nicht viel, hilft viel«) auftragen und meistens 5 bis 10 Sekunden einmassieren. Eine Massage sollte im Sinne von »streicheln« erfolgen, niemals grob! In wenigen Fällen ohne Massage, dann eventuell als Kompresse oder per Pflaster.

Die genaue Anwendungsweise kennt Ihr wissender Imker, manchmal auch noch Naturheilkundler, selten Ärzte.

»In dubio pro reo«

Nebenerscheinungen können – müssen nicht – wie folgt auftreten:
- ca. 1 Tag leichter Durchfall
- Stuhl kann leicht grau sein (Chemie im Körper »löst sich ab«)
- ein bis zwei Tage Schlappheit (auch in den Gelenken)
- dermatologische (Haut-)Symptome können *wiederholt* verstärkt auftreten, insbesondere wenn sie mit dem Immunsystem zusammenhängen (verläßt so den Körper)
- für HNO-Krankheiten gilt dasselbe, wie vor
- bei Bronchiale o. ä., lösen sich Sputumenmengen.

Wenn Sie darauf so oder ähnlich reagieren, ist es zwar manchmal schlimm, aber kein Problem als solches. Sie erkennen selbst, Propolis sollte in keinem Haushalt fehlen, denn wir können und wollen nicht auf natürliche Heilmittel verzichten, zumal diese seit tausenden von Jahren bekannt sind und auch angewendet werden.
Chemie und Pharmazie gibt es erst seit ca. 100 bis 150 Jahren. Was aber, frage ich Sie, gab es davor ? Waren unsere Ahnen früher »dümmer« als wir oder sind wir nur einem Obrigkeitsdenken und der Anbetung eines weißen Kittels verfallen, weil es ja zudem noch sehr bequem ist?
Wollen Sie nur noch konsumieren nach dem Motto:
»Pille rein – Gesundheit raus?«

Konsumdenken über alles. Oder wollen wir nur die Mitverantwortung für unsere Gesundheit anderen übertragen?

Absender:

Name

Straße und Nr.

PLZ und Wohnort

Telefon

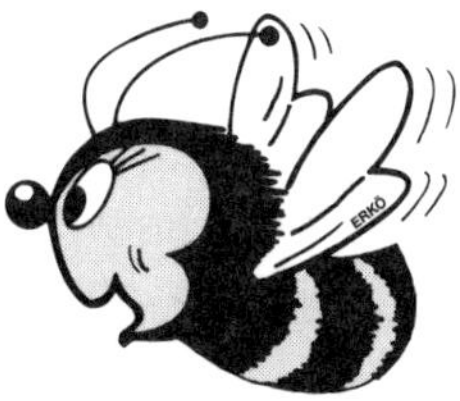

Bitte freimachen

Antwort

FRIESISCHE IMKEREI
Ernst Köwing
Hauptstraße 21

26345 Grabstede/Friesland

Absender:

Name

Straße und Nr.

PLZ und Wohnort

Telefon

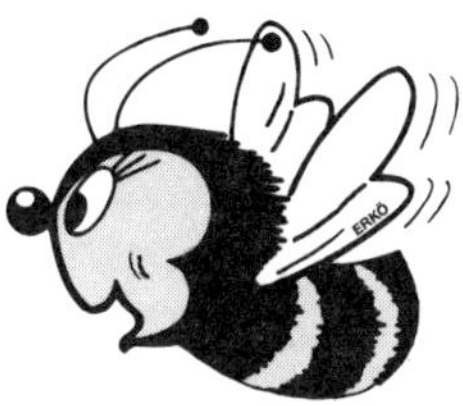

Bitte freimachen

Antwort

FRIESISCHE IMKEREI
Ernst Köwing
Hauptstraße 21

26345 Grabstede/Friesland

Ich bestelle zur baldmöglichsten Lieferung per Rechnung:

Stück	Artikel	Preis DM
1	kleine Tüte Honig-Bienchen-Bonbons	ohne Berechnung

________________, den ________________ Unterschrift ____________________

✂- -

Ich bestelle zur baldmöglichsten Lieferung per Rechnung:

Stück	Artikel	Preis DM
1	kleine Tüte Honig-Bienchen-Bonbons	ohne Berechnung

________________, den ________________ Unterschrift ____________________

Sagen Sie nicht, sie könnten nichts dagegen unternehmen; doch, meinen wir – fangen Sie einfach damit an! So wie wir wertvolles Kulturgut auf allen Ebenen verloren haben, haben wir durch eine, unserer Meinung nach zu bequemen Haltung, auch hier erhebliches Wissen verloren. Wir müssen wieder von den Bienen lernen! Sie verstehen einander, weil sie auf eine Art vielleicht intelligenter sind als wir, oder weil sie sich »von oben her« leiten lassen! Die Natur behält immer Recht. Sie können es sich aussuchen.
Propolis in der Hausapotheke hilft in den allermeisten Fällen – richtig eingesetzt. Aber: Eine Hausapotheke kann und darf den Arzt nicht ersetzen!

Nochmals: Kittharz ist keine Propolis, sondern wird erst daraus gemacht, aufgeteilt in *7 Graden.*
Beispiel: Honig gibt es auch nicht in der Natur, sondern ausschließlich Nektarsaft der Blüten o. ä. Der von den Bienen eingebrachte Saft wird erst zu Honig umgearbeitet, indem ihm das Wasser entzogen wird, Enzyme hinzugegeben werden und er bis zu *80 mal* umgelagert wird.Ähnliches passiert mit dem eingebrachten Kittharz. Es wird auf- und umgear beitet, durchgekaut, Wachs hinzugegeben und bis zu *70 mal* umgelagert! Das ist kaum jemandem bekannt. Durch Billigernten (also überwiegend Kittharz) wird eine angebliche Propolislösung für wenig Geld verkauft! Ergebnis: Man bezahlt wenig - es hilft nicht - und ein Teil der Käufer geht wieder zur Pharmazie über und schimpft über Billigware!
Also: Grad 1 und 2 helfen gegen gar nichts! 3, 4 und 5 maximal gegen Erkältungen und einige Krankheiten im HNO-Bereich. Erst Grad 6 geht an und ins Immunsystem und erst Grad 7 kann heilen - ursächlich!

Lassen Sie sich nicht irgend etwas aufschwatzen und sei es mit noch so lieben und tollen Worten bzw. Argumenten - prüfe selbst (Stärke, Farbe, Reaktion o.ä.). Benutze den Verstand - logisch!

Zu Risiken oder Nebenwirkungen benötigen Sie keinen Beipackzettel sondern fragen Sie Ihren Imker oder dessen Frau!

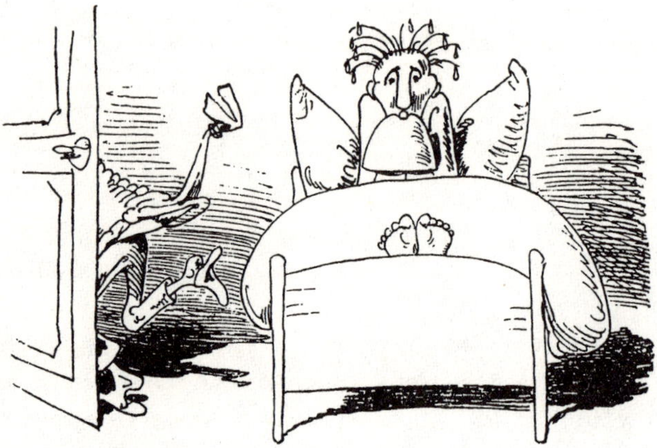

»Ihm hängt der Schweiß an jedem Haar,
Bis das Phantom verschwunden war.« Wilhelm Busch

DAS BIENENWACHS

Gemeint ist ausschließlich unverfälschtes und von Bienen hergestelltes Wachs.

Auch »Jungfernwachs« wird zu bestimmten Zeiten vom Imker entnommen und zu Verbands- und Heilungszwecken, zum Beispiel bei offenen Beinen verwendet.

Deckelwachs mit Honig ist ein natürliches Kaugummi, auch für Prothesenträger, das man anschl. herunterschlucken sollte. Es enthält die von der Biene eingebrachten Pollenöle, die die Heilkrafte im Zahn- und Kieferbereich, Schluckapparat, Magen- und Darmbereich freisetzen.

Zu anderen Zeiten entnommenes Wachs findet eingeschmolzen, gereinigt und geformt als Kerzen (oder auch als Model oder Relief) angezündet, Verwendung mit beruhigender, entspannender Wirkung. Die freiwerdenden Pollenöle empfinden wir als den typischen »Honigduft« und diese wirken entspannend auf Körper und Seele.

Mit einem Vorurteil wollen wir hier auch noch aufräumen: es ist nicht richtig, daß Bienenwachs sehr teuer sei und daß es schlecht abbrennen würde. Dies ist absolut unrichtig.

Tip: Legen Sie Kerzen aus reinem Bienenwachs für einige Tage ins Tiefkühlfach, die Kerzen altern künstlich und brennen deutlich langsamer ab (bis zur doppelten angenommenen Zeit!). Nachdem die Bienenwachskerze jahrelang in Vergessenheit geraten war, erfreut sie sich heute wieder wachsender Beliebtheit.

Bis ins Mittelalter diente Bienenwachs sogar als Zahlungsmittel, und Beamte erhielten damals einen Teil ihrer Besoldung in Wachs (wie auch beim Honig bis ca. 10 Prozent des Gehaltes). Sie hatten schon immer mehr Vorteile gegenüber dem gemeinen Volk.

Daß das Bienenwachs eine Kostbarkeit und Einzigartigkeit darstellt, wird einem erst dann bewußt, wenn man sich darüber im klaren ist, wie die Bienen das Wachs erzeugen und verbauen. Auf der Bauchseite des Hinterleibes liegen beim Bien die Wachsdrüsen, und zwar an den letzten 4 Hinterleibsschuppen. Die Drüsen produzieren das Wachs, und es wird über den Wachsspiegel »ausgeschwitzt«. In der Bauchtasche erstarrt das Wachs zu sehr kleinen und hauchdünnen Plättchen. Es ist noch weißlich und durchsichtig und erhält seine schöne gelbe Farbe erst durch Vermengung mit Pollenölen. Errechnungen ergaben, daß zur Erstellung von 1 Kilogramm Wachs ca. 1¼ Millionen (!) Plättchen benötigt werden. Mit den Hinterbeinen nimmt der Bien das Plättchen und schiebt es zum Vorderkiefer wo es durchgekaut und mit Pollenölen versehen wird. Durch das Kauen wird das Wachs geschmeidig und kann von ihm selbst oder anderen Arbeitsbienen verbaut werden. Das passiert alles in ca. 4 Minuten. Da dies eine anstrengende Tätigkeit ist und sehr viel Nahrung benötigt, sitzen die Bienen oft aus Sparsamkeitsgründen in einer Traube zusammen und erzeugen eine nötige Verarbeitungstemperatur von 34 bis 36° C. Die Drüsentätigkeit liegt zwischen dem 12. und 17. Lebenstag. Danach bilden sich die Drüsen zurück, können aber bei hohem Bedarf, zum Beispiel während der Schwarmzeit, reaktiviert werden.
Auch ein Produkt der Natur, welches Sie sich einfach gönnen sollten.
Mit den vorgenannten »Jungfernwachs«, in Verbindung mit Imkerhonig und Propolissalbe, können Sie offene Beine schließen, bei denen oft die herkömmliche Schulmedizin versagt hat! Bei entsprechender Verwendung bleiben keine Narben zurück!

Auch hier: Fragen Sie Ihren um diese Dinge wissenden Imker.

DAS BIENENGIFT

Das Bienengift (Apisinum), aus der Giftblase der Honigbiene, ist gelb, meist wenig getrübt, sauer reagierende Flavine. Hauptbestandteil des Bienengiftes, worauf auch überwiegend die Wirkung beruht, ist:
- Melittin (hämolysierendes Polypeptid [26 Aminosäuren]).

Daneben sind andere Peptide (Proteine) wie:
- Apamin, (zentral erregendes Neurotoxin)
- Histamin, (biogenes Amin [Antigen-Antikörper-Reaktion])
- Phospholipasen, (Ph. wird durch Enzyme hydrolytisch gespalten; die Spaltprodukte A1 und A2, die Fettsäure enthalten, wirken hämolytisch [Abbau der roten Blutkörperchen])
- Hyaluronidase, (Enzyme die die Wundheilung verzögern).

Die Giftwirkung entsteht durch Hemmung der Serumcholinesterase (Enzym, das in der Leber gebildet wird und depolarisierende Muskelrelaxanzien abbaut) und vermutlich wichtiger Enzymsysteme. Beim Menschen sind die toxischen Erscheinen sehr unterschiedlich. Bei vorhandener Allergisierung besteht die Gefahr eines anaphylaktischen Schocks.

Alte Imkerregel: Wer viel von Bienen gestochen worden ist, hat nie Schwierigkeiten mit Rheuma oder Gicht.

Bienengift unterscheidet sich grundsätzlich von Wespen- oder Hornissengift. Das Gift der Bienen eignet sich nicht zur Anwendung durch den Laien und findet daher hier auch kaum Beachtung. Es sollte immer ein Arzt zu Rate gezogen werden.

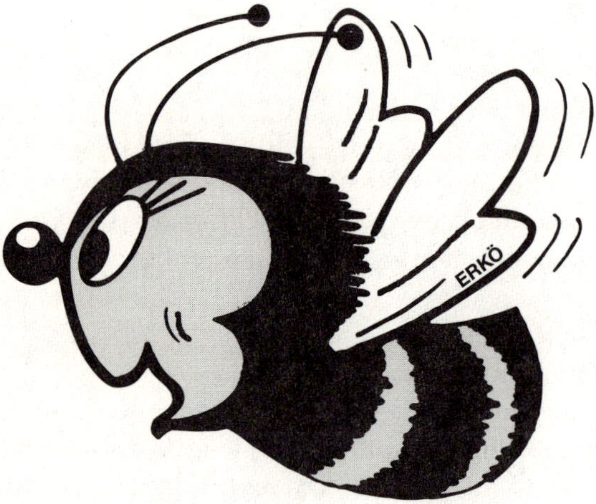
ERKÖ

WEGWEISER ZUR BEHANDLUNG VON ERKRANKUNGEN DURCH DIE VERSCHIEDENEN PRODUKTE DES BIENENSTOCKES

Abkürzungserklärung
i = innerlich, *ä = äußerlich*

H = Honig
Gemeint ist hier ausschließlich unbehandelter naturreiner, handverarbeiteter *deutscher* Imkerhonig, wie zuvor beschrieben.

P = Pollen
Gemeint sind hier keinerlei Auslandsprodukte, sondern naturbelassener, durch Pollenfallen geernteter und schonend getrockneter Pollen, wie zuvor beschrieben.

PT = Propolistinktur
Gemeint ist hier eine 15 % in 96 % Vol. Alkohol geschüttelte Tinktur aus Vollpropolis, die naturbelassen voll von Hand verarbeitet wurde, wie zuvor beschrieben.

PS = Propolissalbe
Gemeint ist hier eine Verarbeitung von naturbelassener Vollpropolis in neutraler, naturreiner Fettgrundlage, wie zuvor beschrieben.

PP = Propolispulver
Gemeint ist hier wie vor beschriebene Propolis ohne Alkohol, nach Reinigung getrocknet und pulverisiert.

GR = Gelee-Royale
Gemeint ist der naturreine Königinnen-Saft, der fachmännisch geerntet und in ununterbrochener Kühlkette bis zum Verbraucher gelangt. Das Produkt ist absolut unverändert, wie zuvor beschrieben.

Die Produkte unserer Imkerei verstehen sich nach den vorher genannten Erklärungen. Zudem verpflichten wir uns, in allen Produkten ausschließlich naturbelassene Ingredienzen ausschließlich von Hand zu verarbeiten und keinerlei chemisch veränderte Grundstoffe zu verwenden, ebenfalls die Produkte frei von Duft-, Farb-, Geschmacksstoffen u.ä. zu verarbeiten und keinerlei künstliche oder chemisch veränderte Emulgatoren, Konservierungsstoffe u. ä. beizufügen.
Die im Nachfolgenden zusammengetragenen Therapien verstehen sich als naturheilkundige Behandlung der angegebenen Probleme, unter Berücksichtigung einer Kost, die nicht der sonst vielfach üblichen Zivilisationskost entspricht, sondern aus möglichst naturbelassen angepflanzten und so wenig wie möglich unveränderten Lebensmitteln besteht.

Buchempfehlung: Dr. Bruker »Unsere Nahrung, unser Schicksal«.

Die Therapien wurden teilweise zusammengetragen aus uralten Erfahrungen unserer Altvorderen und sind zum größten Teil selbst erprobt bzw. durch unsere Klienten (oder wie immer sie genannt werden) erprobt worden. Wir haben die Therapien nach unseren Erfahrungen und nach bestem Wissen und Gewissen zusammengetragen. Wir sind der Meinung, daß die Behandlung jeglicher Möglichkeit der Allopathie nicht nur standhält, sondern bei weitem überlegen ist. Sprechen Sie mit Ihrem Hausarzt! Er sollte es wissen!
Die Ihnen an die Hand gegebene Möglichkeit der Eigentherapierung soll und darf Sie nicht von der vertrauensvollen Zusammenarbeit mit Ihrem Arzt abhalten, ganz im Gegenteil!
Selbst wenn Sie lernen, mit Ihrem Körper verantwortlich umzugehen, muß Ihr Weg vom Arzt oder Naturheilkundler begleitet werden, da nur sie alle die vielfältigen Komponenten, die zu einer Erkrankung führen können, beurteilen können.

Denken Sie an den Leitsatz

»Primum non Nocere« d. h. vor allen Dingen nicht schaden.

Stichworte (alphabetisch)

A

Abführmittel: i: H/PT
Abnehmen: i: H/P/PT/GR
Abszeß: i: PT/GR – ä: PT oder PS
Abwehr, Stärkung der körpereigenen Abwehrkraft: i: H/P/PT/GR
Akne comedonica,-pustulosa,-conglobata,-simplex: i: PT/GR – ä: PS
Alkoholiker: i: H/P – beides in hohen Gaben
Allergien: i: H/P/PT/GR – falls möglich: Deckelwachs in Honig, milchsaurer Pollen oder Bienenbrot
Alter: i: H/P/PT/GR – eventuell dauernd
Altersflecken: ä: PT in auf 32° C erwärmten Rizinusöl verrühren
Amenorrhöe: i: H/P/PT/GR
Analfistel: i: H/PT – ä: PS
Anämie: i: P/GR – lange einnehmen
Angina pectoris: i: H/PT/GR – zur Unterstützung der ärztlichen Behandlung! – lange einnehmen
Angina tonsillaris: i: H/PT
Antibiotikaschäden des Darmes: i: H/PT und viel Yoghurt, Kefir
Antiseptikum: i: PT
Aphten, Aphtitis stomatosa: i: H/PT/GR – ä: PS
Appetitanregung: i: GR
Arterienverkalkung: i: H/PT/GR – lange einnehmen
Arthritis: i: H/PT/GR – ä: PS – eventuell dauernd
Arthrosen: siehe *Arthritis*
Asthenie: i: H/P/PT/GR – mind. 1 bis 2 Jahre, einschleichend
Asthma bronchiale: i: H/PT – ä: PS – Brustkorb einreiben, sehr lange einnehmen, einschleichend
Atemnot: i: H/PT/GR
Atem, unreiner: i: H/PT
Atemwege: i: H/PT/GR
Augenentzündungen: Augenbadeglas mit lauwarmen Wasser und 1 Tropfen PT füllen, Augen mehrmals täglich baden
Augenleiden: i: H/PT/GR – ä: siehe Augenentzündungen

Ausfallstörungen: i: H/P/PT/GR
Ausschlag: i: H/P/PT – ä: PS

B

Bandscheibenschaden: i: H/PT – ä: PS – lange einnehmen
Bein, offenes: i: PT/GR; ä: PS oder PT aufsprühen; Jungfern-Wachsauflage mit Imkerhonig
Berufsbelastung: i: H/P/PT/GR – laufend
Beruhigungsmittel: i: H/P/PT/GR
Bestrahlung: i: H/P/PT/GR; ä: PS
Bettlägerigkeit: i: H/P/PT/GR, bei Wundliegen: ä: PS
Bindehautentzündungen: siehe *Augenentzündungen*
Blähungen: i: H/P/PT
Bläschenausschlag: i: H/PT – ä: PS
Blasenentzündungen, Blasenleiden: i: H/P/PT/GR
Blutarmut: i: H/P/PT/GR
Blutdruckbeschwerden: i: H/P/PT/GR – eventuell laufend
Blutergüsse: ä: PS
Blutung: i: H/PT/GR
Brandwunden: ä: H – anschließend PT evtl. zusätzlich GR im Wechsel
Brechreiz: i: H/PT
Bronchialasthma: i: H/PT/GR – sehr lange einnehmen, hohe Gaben
Bronchialkatarrh: i: H/PT/GR – sehr lange einnehmen, hohe Gaben
Bronchitis: i: H/PT/GR – sehr lange einnehmen, hohe Gaben
Bruch: ä: leichte Honigauflage
Brustdrüsenentzündung: ä: PS oder Honig
Brustdrüsengeschwür. i: H/PT – ä: PS
BWS-Syndrom: ä: PS

C

Cholera: i: H/P/PT/GR in hohen Gaben und Honigklistier
Chronisch Kranke: i: H/P/PT/GR
Colitis: i: P anschließend H/PT – sehr lange einnehmen
Cystitis: siehe *Blasenentzündung*

D

Darmentzündung: i: P/GR später H/PT/GR
Darmgeschwüre: i: P/GR später H/PT
Darminfektion: siehe *Darmgeschwüre*
Darmkrämpfe: i: P/GR anschließend H/PT/GR
Darmkrebs: i: H/P/PT/GR – letzteres in hohen Gaben – zur Unterstützung der ärztlichen Therapie
Darmträgheit: i: H in hohen Gaben oder als H-Trunk dann H/PT/GR
Dauerschmerzen: i: H/P/PT/GR – ä: PS
Degenerationserscheinungen: i: H/P/PT/GR – letzteres in hohen Gaben
Depressionen: i: 4 Teelöffel H pro Tag und GR in hohen Gaben (fünfmal täglich)
Dermatosen: i: H/PT – ä: PS
Desinfektion: i: PT
Diabetiker: i: H/P – Vorsicht bei Altersdiabetes, mit Arzt einstellen! PT/GR
Diarrhöe: i: H/PT/GR
Diphterie: i: H/PT/GR – Hals mit Propolislösung auspinseln
Drüsen, geschwollen: i: GR – ä: PS
Drüsenstörung: i: H/PT/GR
Dunkelheit der Augen: i: H/PT/GR – ä: Honigaugenbad
Durchblutungsstörungen: i: H/PT/GR – ä: PS
Durchfall: i: H/P/PT
Dyspepsie: i: H/PT/GR – ggf. Honigklistier

E

Eierstockentzündung: i: H/PT/GR – ä: Senfmehlauflage, danach PS
Eiternde Wunden: i: H/PT/GR – ä: PS eventuell PP aufstreuen
Ekzem: i: H/PT/GR – ä: H oder PP aufstreuen anschließend PS
Entzündung: i: H/PT/GR – ä: PS ggf. PT sprühen
Entzündungen des Herzmuskels: i: H/PT/GR letzteres in hohen Gaben
Entzündungshemmung: i: H/PT – ä: H oder PS
Erbrechen: i: H/PT oder Honigtrunk
Erkältung: i: H/PT/GR
Ermüdung: i: H/P/PT/GR
Erschöpfung: i: H/PT/GR
Eustachische Röhre: i: H/PT

F

Fettsucht: i: H/P/PT/GR und siehe *Figurprobleme*
Fieber: i: H/PT/GR
Fieberbläschen: i: H/PT – ä: H anschl. PS
Figurprobleme: i: H/P/PT/GR – falls möglich: Fastenkur, danach FDH und Vollwertkost
Flechten: i: H/PT – ä: PS
Frauenleiden: i: H/PT/GR – ggf. Senfmchlauflagen
Frigidität: i: GR in hohen Gaben – bis zu fünfmal täglich
Frostbeulen: ä: PS
Fruchtbarkeit: i: H/P/GR und Vollwertkost
Furunkulose: ä: PS oder Propolishonig

G

Gallenerkrankungen: i: H/PT/GR – hohe Gaben, einschleichend
Gastritis: siehe *Darmentzündung*
Gedächtnisstörung: siehe *Ausfallerscheinungen*
Gefäßleiden: i: H/PT/GR – ä: PS neben die Gefäße einreiben
Gehirnanregung: i: H/PT/GR
Geistesstörungen: i: H/P/GR – letzteres in hohen Gaben
Geistige Leistung, Verbesserung: i: H/P/PT/GR
Gelbsucht: siehe auch *Lebererkrankung:* i: PT/GR
Gelenkkrankheiten: i: H/PT/GR – ä: PS zwei- bis dreimal täglich einsalben
Gelenkschmerzen: ä: PS drei- bis fünfmal täglich einsalben
Genitalkarzinom: i: H/P/PT/GR – letzteres in hohen Gaben
Geriatrie: i: H/P/PT/GR
Gerstenkorn: ä: PS
Geschwüre: i: H/PT – ä: PS – auf den Schleimhäuten eventuell PT
Gesichtshaut: i: GR – ä: PS
Gewebeschwund: i: und ä: GR
Gewichtsprobleme: i: H/P/PT/GR – falls möglich: Fastenkur und FDH
Gewichtsverlust: i: H/P/PT/GR – Ursache klären!
Gewichtszunahme: siehe *Gewichtsprobleme*
Gicht: i: H/P/PT/GR – ä: PS – drei bis fünfmal täglich
Grippe: i: H/PT
grippaler Infekt: siehe *Grippe*
Gürtelrose: i: H/PT – ä: PS/GR – eventuell im Wechsel

H

Haarausfall, Haar kräftigen: i: H/P/PT – ä: PT stark verdünnt
Halitosis: siehe *Mundgeruch, -fäule*
Halsentzündungen: i: H/PT
Halsschmerzen: i: H/PT

Hämatom: i: H/PT – ä: PS
Hämorrhoiden: i: H/PT – ä: PS – auch nach innen gehend
Harnleiterentzündungen: siehe *Blasenentzündungen*
Haut, fette und unreine: i: H/P/PT/GR – ä: PS und Honigbad und Vollwertkost!
Hautkrankheiten: siehe jeweiliges Stichwort, grundsätzlich: i: H/P/PT/GR und Vollwertkost – ä: PS
Hautpilz: i: H/PT – ä: PS
Hepatitis: siehe *Leberentzündung*
Herpes-Viren: i: H/PT/GR – ä: PS und P-Lippenpflege
Herpes zoster: siehe *Gürtelrose*
Herz: Anregung und Stützung: i: H/P/PT/GR
Heuschnupfen: i: H/P/PT – eventuell Bienenbrot – ä: PS
Hexenschuß: i: H/PT – ä: PS
Hirsekorn/Hautgrieß: i: H/PT – ä: PS
Hitzegefühl, Wallungen: i: H/GR und Vollwertkost
Hormonale Fehlreaktion: i: H/PT/GR
Hormonsystem: i: GR
Hüftgelenkschmerzen: i: H/PT/GR – ä: PS
Hühneraugen: ä: PS
Husten: siehe *Erkältung* und *Bronchitis*
HWS-Syndrom: siehe *Bandscheibenerkrankungen*

I

Ikterus: siehe *Gelbsucht*
Impotenz: i: H/P/GR – mind. drei bis fünfmal täglich und Vollwertkost
Infantilität: i:GR – mind. dreimal täglich
Infarkt: siehe *Herz*
Infektionen: Propolis in jeder Form und Steigerung
Infektionskrankheiten: i: H/P/PT/GR

Insektenstiche: i: H/PT – ä: PS – eventuell schnell Calcium nehmen
Intertrigo oder *Wolf:* ä: PS
Ischialegie: ä: PS

J

Jaktation: i: H/GR – in hohen Gaben, drei bis fünfmal, gegen motorische Erregbarkeit, zur Unterstützung der ärtztlichen Therapie
Jenunitis: i: H/P/PT/GR
Juckreiz: ä: PS

K

Kaliummangel: i: H/P/GR
Kallusbildung: i: P/H/GR
Krebs: zur Unterstützung der ärztlichen Therapie: i: H/P/PT/GR und Vollwertkost
Kehlkopferkrankung: i: H/P/GR
Kinderheilkunde: Lernschwäche: i: H/P/PT/GR und Vollwertkost Nervosität, Stärkung s. u. *Wachstumsschmerzen,* i: H/P
Klimakterium: i: GR
Koliken: i: H/P/PT
Kolitis: i: H/P/PT
Konzentrationsschwäche: i: P/GR
Kopfschmerz: i: H/PT/GR – ä: PS
Krampfadern: i: H/PT – ä: PS – daneben einsalben
Kreislauf: i: H/PT

L

Laryngitis: i: H/PT
Leber (ges.): i: H/PT – bei Alkoholikern PP in Honig
Leiner Syndrom: i: H/PT – ä: PS
Lungenentzündung: i: H/PT/GR – ä: PS – Brustkorb einreiben
Lungentuberkulose: i: H/P/PT/GR – ä: PS und Honigauflagen
Lymphdrüsen: i: H/PT/GR – ä: PS

M

Magenentzündung: i: H-Trunk und damit Rollkur sonst wie *Darmentzündung*
Magenneoplasmen: i: H/PT/GR
Magersucht: wie *Fettsucht*
Mandelentzündung: i: H/PT – Gurgeln mit Propoliswasser
Mangelkrankheiten: i: H/P/GR
Matronenspeck: siehe *Fettsucht,* besonders GR
Menstruation: i: H/PT/GR
Meningitis: i: H/PT/GR zur Unterstützung der ärztlichen Therapie
Meniskus: ä: PS – drei bis fünfmal täglich dünn einsalben
Migräne: i: H/PT/GR
Milien: siehe *Hirsekorn/Hautgrieß*
Morgensteifigkeit: i: H/PT/GR – täglich abends 1 Teelöffel Honig lutschen
Müdigkeit: i: H/PT/GR
Multiple Sklerose: i: H/P/PT/GR – ä: PS zur Unterstützung der ärztlichen Therapie
Mumps: i: H/PT/GR – ä: PS
Mundentzündung: i: H/PT
Mundfäule, Mundgeruch: i: PT in lauwarmen Wasser, tägl. zweimal spülen
Muskelschmerzen, – Zerrungen: i: H/PT – ä: PS
Mykosen: i: H/PT – ä: PS

N

Nackenschmerzen: ä: PS
Nagelbettentzündung, -Eiterung: ä: PS
Nasenentzündung, Stinknase: i: PP – wie Schnupftabak hochschniefen
Narbenkeloid: i: H/PT – ä: PS und Honigauflagen
Nervenschmerzen und -beruhigung: ä: PS
Nervosität: i: H/P/GR
Nesselausschlag: ä: PS
Neuralgie: ä: PS
Neurasthenie: i: H/PT/GR
Neurodermitis: i: H/P/PT/GR – mit einschl. Dosierung – ä: PS – auf die Ernährung achten!
Nierenleiden, Nierenbeckenentzündung: i: H/PT/GR
Nikotinmißbrauch: i: H/P/GR

O

Obstipation: i: H/P/PT/GR
Ohnmacht: i: H/PT/GR
Ohrenleiden: i: H/PT – ä: PS oder PT auf feuchtem Wattestäbchen und/oder Ohrkerzen setzen
Ohrensausen: i: H/PT – ä: PT auf feuchtem Wattestäbchen und anschl. Ohrkerzen setzen
Otitis: siehe *Ohrenentzündung*

P

Paradontose: Zahnfleisch mit PT massieren, möglichst Propoliszahnpasta bzw. -pulver verwenden

Parkinsonsche-: i: H/PT viel GR, zur massiven Unterstützung der ärztlichen Therapie

Peitschenschlageffekt: siehe *Bandscheibenschäden*

Pseudokrupp: siehe *Laryngitis*

Prostata: i: H/P/PT/GR – ä: PS – rektal

Psoriasis: i: H/P/PT/GR – mit einschl. Dosierung – ä: PS sowie Vollkost, viel Sonne, keinen Alkohol!

Psychische Behandlungen: i: GR in hohen Gaben

Puls, unregelmäßiger: i: H/GR

R

Rachenentzündung: siehe *Halsentzündung*

Racheninfektion: i: H/PT – ä:Spülungen mit PT-Wasser

Rheuma: i: H/PT/GR – ä: PS kräftig einreiben

Rippenfellentzündung, Brustfellentzündung: i: H/PT/GR – ä: PS

Rißquetschwunde: ä: PS oder Honig

Ruhr: i: H/PT/GR – eventuell Honigklistier

S

Salmonella typhi: i: H/P/PT/GR

Salmonellose: i: H/P/PT/GR

Scheidenentzündung: i: H/PT – ä: Spülungen oder Tampon mit PT-Wasser

Schlaflosigkeit: i: H/P – abends ca. 1 Stunde vor dem Schlafengehen einen großen Teelöffel Honig langsam lutschen

Schlaganfall: i: H/PT, hohe Dosierungen, GR – dreimal täglich

Schleimhäute, entzündete und geschwollene: PT in lauwarmen Kräutertee sanft auftragen

Schmerzlinderung: i: H/PT – ä: PT eventuell aufsprühen oder PS

Schnupfen: vorbeugend: i: H/PT – ä: PS auf feuchtem Wattestäbchen oder PP hochschniefen
Schrunden: ä: PS
Schulmüdigkeit: i: H/P/PT/GR
Schulstreß: i: GR
Schulter-Arm-Syndrom: ä: Massage mit PS
Schuppen: ä: PT ins Shampoo und in die Spülung geben
Schuppenflechte: siehe *Psoriasis*
Schürfwunde: ä: PS – eventuell PT sprühen oder Honig
Schußwunde: i: H/PT – ä: PP
Schwächezustände: i: H/P/PT/GR
Schwangerschaftserbrechen: i: H/P/GR
Schweißausbrüche: i: GR
Schwindel: i: H/PT/GR
Schwindsucht: i: H/P/PT/GR
Seborrhöe: i: H/PT – ä: PT ins Shampoo und in die Spülung geben
Sehnenscheidenentzündung: i: H/PT/GR – ä:PS
Sinusitis: i: Propolishonig/PT – ä: Spülungen mit PT in lauem Wasser oder PP
Skorbut: i: H/P/PT/GR
Sodbrennen: i: H wenig-/PT
Sonnenbrand: ä: H oder PS
Sportmedizin: i: aufbauend H/PT/P/GR – ä: PS
Star, grauer und grüner: i: GR in hohen Gaben
Stärkung: i: H/P/PT/GR
Sterilität: i: GR hohe Gaben
Stinknase: siehe *Nasenentzündung*
Stoffwechselanregung: i: H/PT/GR
Stomatis aphtosa: i: H/PT/GR – Spülungen mit PT-Wasser
Strahlenkater: i: H/PT/GR – ä: PS
Strahlenschäden: siehe *Strahlenkater*
Streß: i: H/P/GR
Stuhlgang, beschwerlicher: i: H/PT/GR – eventuell Honigklistier

T

TBC: i: H/PT/GR letzteres in hohen Gaben
Tennisarm: ä: PS – in hartnäckigen Fällen Salbenumschlag
Thrombosen: i: H/PT/GR – ä: PS
Tubaentzündung: i: PT
Typhus: i: H/P/PT/GR

U

Übelkeit: i: H/PT
Übergewicht: siehe *Figurprobleme*
Übersäuerung des Magens: i: H/P
Ulcus: siehe auch *Geschwür:* i: H/PT – ä: PS
Unfruchtbarkeit: siehe *Sterilität*
Unterernährung: i: H/P/GR
Urethritis: siehe *Entzündung*

V

Vegetative Dystonie: i: GR
Venenentzündung: i: H/PT/GR – ä: PS
Verätzungen der Haut: ä: besprühen mit PT, PS oder PP
Verbrennungen, Verbrühungen: ä: H/GR/PS oder PP
Verdauungsstörungen: i: H/P
Verletzungen: ä: H/PT/PS oder PP
Verspannung: ä: Massage mit PS
Verstopfung: siehe *Stuhlgang*

W

Weißfluß: i: H/PT – ä: Spülungen mit PT-Wasser
Wetterfühligkeit: i: H/PT/GR
Wunden: ä: H/PS oder PP
Wundheilung: ä: H Auflagen, PS
Wundliegen: ä: PS
Wurzelschmerzen: ä: H/PT

X, Y

Xerasie: i: H/PT – ä: PS
Xerodermie: ä: PS
Yersina-Arthritis: i: H/PT/GR – ä: PS zur Unterstützung der ärztlichen Therapie

Z

Zahnfleisch, wundes und entzündetes: ä: PT in lauwarmen Wasser
Zahnfleischbluten: ä: PT, Propoliszahnpasta
Zahnfleischschwund: siehe *Paradontose*
Zahnschmerzen: ä: PT in lauwarmen Wasser und ca. 5 Minuten spülen
Zeckenbisse: i: PT – hohe Gaben – ä: PS
Zerebralsklerose: i: H/P
Zeugungsunfähigkeit: i: H/P/PT/GR und Vollwertkost
Ziegenpeter: siehe *Mumps*
Zirrhose: i: H/PT
Zwölffingerdarmgeschwür: siehe *Darmentzündung*

Diese Auflistung erhebt nicht den Anspruch auf Vollständigkeit, sie beinhaltet lediglich die uns bekanntgewordenen Therapien, die durch namhafte Kapazitäten der Ärzteschaft erprobt und als wirkungsvoll resp. u. a. auch für *wirkungsvoller* als Mittel der Allopathie gehalten worden sind. Selbstverständlich sind auch unsere Erfahrungen hier eingeflossen.

ZUR »SELBSTMEDIKATION« EIN »GRUNDSÄTZLICHES« BEISPIEL

Aufbau eines intakten Immunsystems bei gesunden Erwachsenen und Kindern

Unser Behandlungsvorschlag zum Aufbau eines stark gestörten Immun- und Selbstheilungssystems: *»Deine Nahrung sei Dein Medikament und Dein Medikament sei Deine Nahrung!«*
Wichtig ist, sowohl für eine vitalstoffreiche Vollwerternährung zu sorgen, als auch bei der Bekleidung auf Naturfasern zu achten!
Bauen Sie zunächst das Immun- und Selbstheilungssystem des Körpers wieder auf, um dann für einen dauerhaften Schutz sorgen zu können. Die zunächst bei Erkrankungen ins Auge fallende äußere Behandlung behandelt nur das Symptom, nicht die Ursache!
Beachten Sie, daß bei Naturheilmitteln in der Regel die Symptome erfahrungsgemäß zunächst verstärkt werden.
Unter der aufbauenden Anwendung kann es dazu kommen, das längst vergessene Krankheitssymptome nochmals kurzfristig auftauchen, insbesondere, wenn diese Symptome vordem unterdrückt und somit gewissermaßen »eingesperrt« wurden.

Sprechen Sie mit Ihrem Arzt oder Naturheilkundler oder ganz einfach mit Ihrem darum wissenden Imker!

Innere Anwendung (siehe auch Schemadarstellung)

Die weiche Art als Beispiel:

(TL = Teelöffel; TR = Tropfen)
1. Tag 1 TL Honig mit 2 TR Propolistinktur; 1 TL Pollen
2. Tag 1 TL Honig mit 4 TR Propolistinktur; 1 TL Pollen
3. Tag 1 TL Honig mit 6 TR Propolistinktur; 1 TL Pollen
4. Tag 1 TL Honig mit 8 TR Propolistinktur; 1 TL Pollen
5. Tag 1 TL Honig mit 10 TR Propolistinktur; 2 TL Pollen

4 Wochen lang einnehmen; danach:

1. Tag 1 TL Honig mit 12 TR Propolistinktur; 2 TL Pollen
2. Tag 1 TL Honig mit 14 TR Propolistinktur; 2 TL Pollen
3. Tag 1 TL Honig mit 16 TR Propolistinktur; 2 TL Pollen
4. Tag 1 TL Honig mit 18 TR Propolistinktur; 2 TL Pollen
5. Tag 1 TL Honig mit 20 TR Propolistinktur; 2 TL Pollen

4 Wochen lang einnehmen; danach:

1. Tag 1 TL Honig mit 22 TR Propolistinktur; 2 TL Pollen
2. Tag 1 TL Honig mit 24 TR Propolistinktur; 2 TL Pollen
3. Tag 1 TL Honig mit 26 TR Propolistinktur; 2 TL Pollen
4. Tag 1 TL Honig mit 28 TR Propolistinktur; 2 TL Pollen
5. Tag 1 TL + 1 TL mit 30 TR Propolistinktur (also 2 x 15); 2 TL Pollen
usw. (siehe unten)

Zweimal vier Wochen lang einnehmen; danach rückwärts gehen, genauso wie vorwärts, bis 10 TR pro Tag wieder herunter und weiter einnehmen (Bei Besonderheiten länger und die Dosierung höher nehmen). Pollen können oft nach einigen Wochen abgesetzt werden. Es empfiehlt sich aber, zum Beispiel 1 TL Pollen pro Tag weiterhin zur Ergänzung der Zivilisationskost (auch und gerade bei Vollwerternährung) einzunehmen oder eine »Kur« zu wiederholen!

Bei Erwachsenen genauso weiter bis auf ca. 40/60/80 Tropfen (je nach Bedarf) steigern, bei Kindern bis zu 10 Jahren bis auf 15 TR steigern, bei Kindern bis zu 14 Jahren bis auf 30 TR steigern.
Die höchste Tropfenzahl mind. 8 Wochen lang einnehmen! Ab 20 bis 30 Tropfen pro Tag sollten Sie die Menge immer über den Tag aufteilen.

Nicht vergessen: Danach die Steigerungsleiter genauso wieder zurückgehen.
Beachten Sie: Bei eventuellen Erkrankungen und/oder Schädigungen kann es erforderlich sein, die Tropfenzahl noch höher zu steigern. Sie erkennen es bei genauer Beobachtung Ihres Körpers selbst. Oder: fragen Sie Ihren darum wissenden Imker!

2. Vorschlag: Steigerungsleiter bei akuten Krankheiten

60	2 x 4 Wochen	60
55	1 Woche	55
50	4 Wochen	50
45	1 Woche	45
40	4 Wochen	40
35	1 Woche	35
30	4 Wochen	30
25	1 Woche	25
20	4 Wochen	20
15	1 Woche	15
10	4 Wochen	10
5	1 Woche	5

Bis zu 10 Tropfen pro Tag wieder herunter und *weiternehmen!* Kinder bis 10 Jahre 5 Tropfen pro Tag wieder herunter und *weiternehmen!*

Das allerwichtigste auch hierbei ist die Regelmäßigkeit! Nur dann kann auch der gewünschte Erfolg erzielt werden.

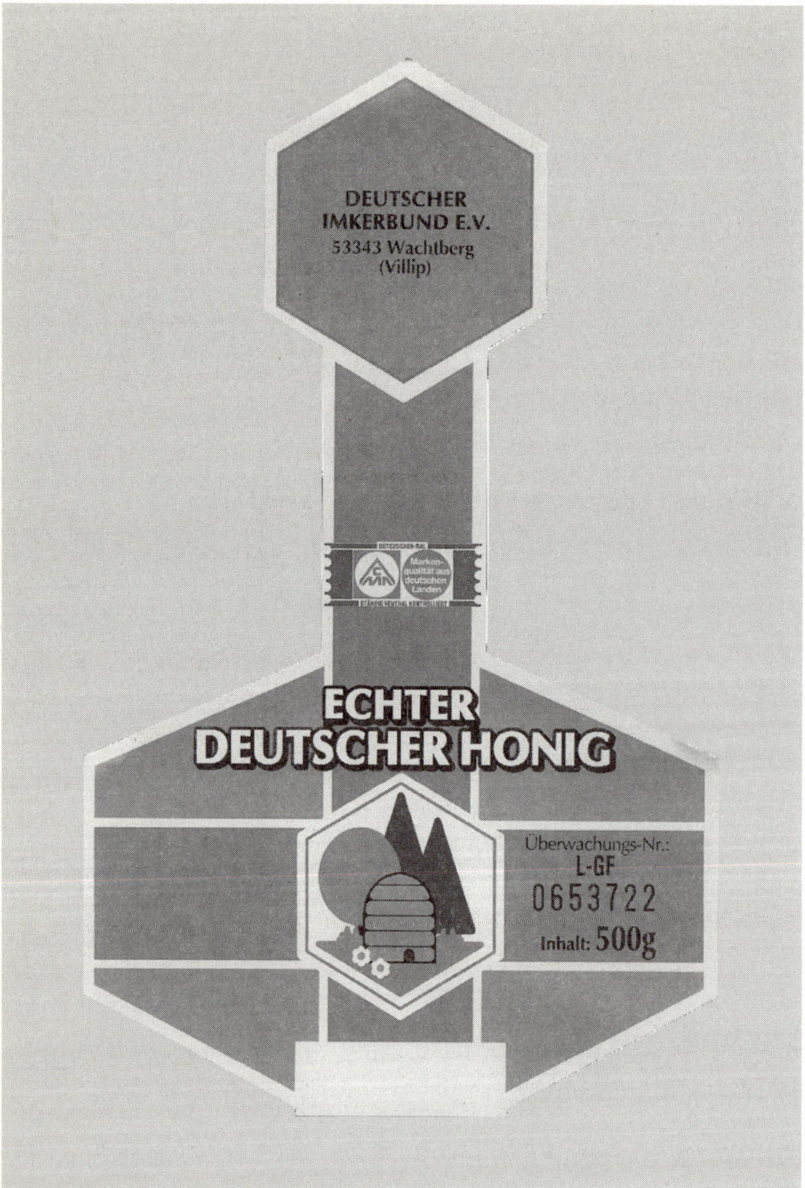
DEUTSCHER
IMKERBUND E.V.
53343 Wachtberg
(Villip)
ECHTER
DEUTSCHER HONIG
Überwachungs-Nr.:
L-GF
0653722
Inhalt: 500g

PILZERKRANKUNGEN

Zwei Drittel der Menschen sind mehr oder weniger betroffen!

Ein Wort zuvor

Pilzinfektionen sind neben Stoffwechsel- und hormonellen Entgleisungen eine der mit Zivilisationskost wohl unvermeidlichen Erkrankungen. Wie weit der Einzelne betroffen ist, hängt lediglich von seiner Konstitution und von seiner persönlichen physischen und psychischen Belastung sowie von seiner Umwelt ab. Alle diese Krankheiten betreffen ebenfalls naturgemäß den Darm. Die Darmflora ist weitreichend gestört und verändert. Glauben Sie nicht, daß es Sie nichts angeht – nur weil Sie (noch) nichts davon bemerkt haben!

Wer bekommt so etwas?

Fast alle Menschen bewegen sich in Bereichen, in denen es zu einer Infektion kommt. Die Kontaminierung kann allerdings nur dann stattfinden, wenn der Körper, die Abwehrkraft, das Immunsystem geschwächt sind – wenn also eine körperliche Schwäche mit einer geistigen Haltung Hand in Hand geht.

Wie kann ich das erkennen?

Wenn nicht eindeutige Kennzeichen auf der Haut auftreten, die jeder Laie erkennt, spüren Sie ggf. nur einen Juckreiz oder fühlen sich dauerhaft einfach krank, ohne Antriebskraft und richtig ausgelaugt. Das heißt nun nicht, daß Sie unbedingt an einem Pilz leiden müssen – fragen Sie Ihren Heilpraktiker oder Ihren Arzt, der kann es gegebenenfalls austesten.

Was können Sie tun?

Wenn Sie »Ihren Pilz« loswerden wollen, werden sie sich neben einer langen Einstellung auf die Situation zu Ihrem eigenen Fachmann für Ernährung, Bekleidung und Umwelt machen.
Die Zeitdauer der strengen diätetischen Maßnahmen hängt vom Ausmaß der Pilzbesiedelung ab. (Antimykotische Zeit und Symbiose-Lenkung)
Hefen, wie alle Pilze, benötigen zum Existieren eine organische Kohlenstoffquelle, da sie nicht imstande sind, aus Kohlendioxyd und Wasser Kohlenhydrate aufzubauen.
Am leichtesten zugänglich ist ihnen dabei der organische Kohlenstoff in Form von isoliertem Einfachzucker wie isoliertem Trauben- und isoliertem Fruchtzucker und in raffiniertem Weißmehl und Stärkepuder. Mit Konservierungsstoffen behandelte »Vollwert-«mehle sind ebenso einzustufen; ebenfalls die daraus gefertigten Back- und Teigwaren.
Je mehr Kohlenhydrate zur Verfügung stehen, desto besser gedeihen die Pilze. In einer einzigen Nacht können sie ihre Zahl verdoppeln!
Entscheidend ist das Nahrungsangebot, vor allem wenn es reich an verwendbaren Kohlenhydraten ist, wie zum Beispiel die übliche Zivilisationskost.
Wichtig ist das Ausräumen der Hefenester mit Pflanzenfasern; dazu dient die reichliche Zufuhr von Ballaststoffen, um die Hefenester im Dünndarm und Dickdarm auf mechanische Art zu beseitigen. Dabei können Gemüse und Salate auch in stark zerkleinerter Form gegeben werden. Gutes Kauen mit einem sanierten Gebiß ist wichtig!
Mehrmals täglich zugeführt, ist die ausräumende Wirkung von Pflanzenfasern besonders wirkungsvoll. Hier wirkt nicht konserviertes milchsaures Sauerkraut in roher oder gekochter Form besonders günstig.
Bitte lesen sie später genaueres zum Thema Ernährung.

Wichtig: Alle Mühe, den Darm mit Diäten und Arzneimitteln egal welcher Art pilzfrei zu bekommen ist vergebens, wenn die Mundhöhle, kariöse Zähne, Zahnfleischtaschen oder Zahnstein als Folge unerkannter Paradontosen und Zahnprothesen oder Zahnspangen als Pilzreservoir vergessen oder ignoriert werden.
Abhilfe: Zahnbürste vor der Therapie wechseln (später alle vier bis sechs Wochen), mundhygienische Sanierung (Zahnarzt), Entpilzung der Zahnprothese oder Zahnspange. Für die Sanierung geeignet sind hefewirksame Naturmittel wie Propolistinktur in Wasser bzw. Schlämmkreide mit Propolispulver als Mundwasser und Zahnpulver.
Die Zähne sollten täglich morgens und abends sowie nach jeder, noch so kleinen Mahlzeit gründlich von rot nach weiß geputzt werden, und zwar mindestens vier Minuten. Die Form der Zahnpasta ist egal, wichtig ist die mechanische Reinigung und das gründliche Spülen wie zum Beispiel das Durchpressen des Wassers durch die Zähne.
Kennen Sie eigentlich Zahnseide? Sie sollten sie täglich benutzen, um Zahnzwischenraume auch zwischendurch zu putzen. Durch »desodorierende« Zahnpasten, die meist mit einem Zuckerzusatz (auch Zuckeraustauschstoffe sind letzten Endes Zucker, die Elemente sind, bis auf das sechste Element, ohnehin gleich!) versehen sind, gaukelt uns die Werbung ohnehin nur Bilder vor, die unsere Bequemlichkeit unterstützen und uns von der wirklichen Zahnpflege abhalten.
Wissen Sie, daß die Hälfte der Deutschen keine eigene Zahnbürste besitzen, von den Bürstenbesitzern ⅔ nur morgens direkt nach dem Aufstehen putzen, der überwiegende Teil der Schulkinder unter Karies leidet, 80 bis 90 Prozent der Erwachsenen unter Paradontose, zumeist in noch nicht erkannter Form? Daß im Prinzip alle Zahnerkrankungen auf mangelnde Pflege zurückzuführen sind?
Interessant dabei ist, daß die Werbung uns vorgaukelt, daß die Zahnpasten gegen Karies und Paradontose wirken – und die Menschen diese in der Regel nur morgens benutzen, um den Mundgeruch, den die Fäulnisbakterien in der Nacht geschaffen haben, wieder zu »übertünchen«. Gleich mit dem ersten Kaffee mit Zucker oder dem ersten Schokoladennußcremebrot, dem Wurstbrot (streckender Zuckerzusatz) oder den Zuckercornflakes u. ä. ist der alte Zustand wieder da. In der Regel bis zum

nächsten Morgen, so daß die gerufenen Geister in Ruhe und Muße ihr Unwesen treiben können. Auch die vielgepriesenen Kaugummis schaffen da keinerlei Abhilfe, sie pressen noch den Zucker oder Austauschstoff in die Bereiche, in denen sich die Bakterien und Pilze wohl fühlen. Füttern Sie mit? Die Folgen zeigt Ihnen Ihr Körper!

Pilze gehen eine Symbiose, eine Lebensgemeinschaft mit den Darmzotten ein. Wichtig ist bei der Ausräumung der Hefenester, daß diese vom Boden der Darmzotten und Darmwände gelöst werden, um dann mit den Ballaststoffen abgeschilfert werden zu können. Den Rest besorgt dann die natürliche Zellerneuerung.

Trinken Sie dazu morgens nüchtern, in einem großem Glas lauwarmen Wasser gelöst, einen Eßlöffel naturreinen Obstessig mit einem Teelöffel lebendem Imkerhonig – übrigens auch ein köstlicher, gesunder Durstlöscher!

Essigsäure ist eine wichtige organische Säure die imstande ist, ihre CH_3-Gruppe abzuspalten. Diese Methylgruppe wird in der Leber für eine Reihe von Stoffwechselvorgängen gebraucht.

Salat mit Essig zu würzen, ist im Rahmen einer Pilzdiät somit durchaus erwünscht. Aber denken Sie daran: hier ist von naturreinem Obstessig die Rede – billige Branntweinessige oder Essigessenz erreichen das genaue Gegenteil!

Der lebende Imkerhonig besitzt Enzyme und Säuren, die ebenso wirksam werden und den Obstessig wirkungsvoll ergänzen. Dieser Honig darf somit ihr einziges Süßungsmittel sein. Handelsübliche Industrie- oder Auslandshonige oder andere nicht fachgerecht behandelte Honige müssen erwärmt werden bzw. werden erwärmt, z. T. bis über 90° C, und reduzieren sich somit auf Einfachzucker.

Die gleichen Säuren und Enzyme, die für ein pilzunfreundliches Milieu sorgen, sorgen ebenfalls für ein kariesunfreundliches Milieu. Das heißt nicht, daß nach Honig nicht die Zähne geputzt werden! Auch der Apfel ersetzt nicht die Zahnbürste!

Bei Befall der Atemwege durch Pilze erleichtern ein in Essig getränkter Schwamm oder ein ebensolches Tuch vor Mund und Nase gehalten das Durchatmen und sind eine gute Einleitung für die Pilzdiät. Bei Bekämpfung von Pilzen in den Atemwegen helfen Propolispulver, geschnieft

(Nase und Rachenraum) oder Propolistinktur auf lebendem Imkerhonig langsam gelutscht.
Bei asthma-ähnlichen Symptomen hilft zur schnellen Erweiterung der Atemwege naturreines Pfefferminzöl – übrigens auch bei jeder »simplen« Erkältung. Besorgen Sie sich aber naturreine Rein-Destillate und keine billige synthetische Imitation. Es ist schwer zu unterscheiden!
Hautpilze beämpfen Sie von außen und innen. Äußerlich können Sie mit einer Propolissalbe pflegen, die Sie aber sehr lange über die äußerlich sichtbaren Zeichen hinweg benutzen sollten. An behaarten Körperteilen benutzen Sie die Propolistinktur, die mit reinem Alkohol zu einem (sparsameren) Balsam gestreckt werden kann. Der Alkohol verfliegt und die Verteilung ist feiner und sparsamer als mit der Urtinktur.
Schleimhautpilze behandeln Sie - soweit erreichbar – ebenfalls mit Propolisbalsam oder Salbe.
Wenn ich von Propolis spreche, meine ich vollreife, schonend geerntete und bearbeitete Ware, die nicht fabrikmäßig behandelt/zerstört wurde und keine Kapseln oder wasserhelle Flüssigkeiten obskurer Art. Informieren Sie sich, ob Ihr Imker diese selbst nach anthroposophischen Gesichtspunkten herstellt oder fordern Sie entsprechende Ware über Ihre Apotheke an!

Geduld, Geduld, Geduld

Haben Sie vor allem Geduld bei Ihrer Pilzbehandlung! Es kann in Extremfällen Jahre dauern, bis sich Ihr Organismus wieder in geregelten Bahnen, in Harmonie befindet.
Sie können hier nichts erzwingen, nehmen Sie es als Aufgabenstellung, Ihre Weise zu Leben und Ihr Selbst zu überprüfen und daran zu arbeiten.
Sie werden naturgemäß auch Rückschläge erleben und müssen Lernprozesse durchmachen. Veränderung ist immer unbequem – darum »muß« manchmal Ihr Leidensdruck massiv werden.
Ihr Körper sagt Ihnen schon, was falsch ist in Ihrem Leben! Wie schön, daß wir alle diesen ganz persönlichen Wegweiser haben, der niemals versagt – wir müssen nur feine Antennen entwickeln!

Und nun zu einer sehr wichtigen Säule unseres Lebens

Ernähren Sie sich bei Pilzerkrankungen aus folgenden Nahrungsmittelgruppen:

Obst:
Einheimische Sorten aus Bio-Anbau in kleinen Mengen bevorzugt »wilde« oder saure Ware, eventuell wenig Frisch-Marmelade nur mit lebendem Honig.
Verboten: Trauben, Zitrusfrüchte, weil gespritzt und/oder bestrahlt, aus gleichem Grunde auch Auslandsobst, Marmelade und Gelee, Konserven jeder Art.

Gemüse:
Einheimische Sorten aus Bio-Anbau in jeder gewünschten Menge, bevorzugt roh, wenig Nachtschattengewächse wie Tomaten, Kartoffeln, Paprika, Zuccini u. ä. Getreidekeimlinge.
Verboten: Gemüse aus Holland und Belgien wegen Nitratbelastung, Auslandsgemüse wegen Bestrahlung, Konserven jeder Art.

Fleisch:
Mäßig: Bio-Rind-, Kalb- und Lammfleisch, Bio-Huhn (Eier von freilaufenden Hühnern, die Bio-Ernährung und kein Legemehl erhalten), Fisch.
Verboten: konventionelles Fleisch, Wurst, Schinken, Konserven.

Molkereiprodukte:
Vorzugs- oder Demeter- o. ä. Produkte, wie Milch, Quark, Joghurt, Rohmilchkäse.
Verboten: alle Konserven, alle H-Artikel, alle Halbfettartikel.

Fette, Öle:
Butter, zum Beispiel Demeter o. ä; zumindest Butter ohne Zusätze, keine Halbfettprodukte, kalt gepreßte Öle (täglich mindestens zwei Eßlöffel) wie Sonnenblume, Distel, Olive, Mandel, Walnuß u. ä.
Verboten: raffinierte Produkte, Margarinen, Halbfettprodukte.

Gewürze, Essige, Senf u. ä.:
Wenig bis auf einheimische Kräuter, diese reichlich möglichst frisch verwenden.
Verboten: Fertigprodukte wie Ketchups, Chutneys, weil mit Zucker verarbeitet.

Backwaren, Kornprodukte:
Am besten frisch geflockt oder gemahlen. Vollwertbrote aller Art aus frisch gemahlenem Korn, alle ohne Zucker und zusätzliche Enzyme, aus frisch gemahlenem Getreide hergestellte Artikel, die auch von den übrigen Zutaten her mit dieser Aufstellung übereinstimmen, Vollwertteigwaren.
Verboten: sogenanntes »normales«, also Zivilisationsbrot, Gebäck, Torten, »weiße« Teigwaren.

Genußmittel:
Kaffee und Tee zugunsten Getreidekaffees und einheimischer Kräutertees zumindest stark einschränken, Bio-Wein (keine Auslese aufgrund des Zuckergehaltes). Genußmittel, wie es der Name schon sagt, zum Genuß und nicht zum ständigen Konsum einsetzen.
Verboten: süße Weine und Sekt, Bier, Alkohol jeglicher Art.

Getränke:
Getreidekaffee, Kräutertees nicht aus dem Teebeutel, Vorzugsmilch, frisch gepreßte Säfte aus Obst (sparsam!) und Gemüse, Wasser, trockener Biowein (keine Auslese, keine Trockenbeerenauslese!).
Verboten: süße Obst- und Traubensäfte, Limonaden, Cola, süße Gemüsesäftc, süße Weine.

Schleckereien:
Nüsse, Mandeln, Obst, Gemüse, Sonnenblumenkerne, gerösteter Sesam, gepuffter Honig-Mais.
Verboten: jede Art von fertigen Süßigkeiten wie Eis, Schokolade, Konfekt, Bonbons, süße Riegel usw.

Nahrungsergänzung durch:
lebenden Imkerhonig (bei vorhandenen Pilzen sparsam!), einheimische Pollen (keine Auslandsware, die Flora muß stimmen – ebenfalls aufgrund eventueller Belastung), frisches Gelee-Royale (ohne jeden Zusatz), Propolis in vollreifer deutscher Imkerqualität.

Die oben angesprochenen Lebensmittel erheben nicht den Anspruch auf Vollständigkeit. Nehmen Sie die Nahrung so natürlich wie möglich zu sich – und so frisch wie irgendwie machbar. Auch ich selbst bin hier (noch sehr lange) Lernender.
Und trotz der Selbstversorgung fällt mir immer mehr auf, was verändert werden müßte – beginnend beim genveränderten Saatgut bis hin …

Und woher?

Am besten beschaffen Sie sich die Lebensmittel beim Erzeuger direkt – und schauen Sie sich auch gleich den Wahrheitsgehalt seiner Aussagen an. Das gilt für alle Dinge. Die Werbung gaukelt uns so gern emotional geladene Dinge vor – *wer* hat *was* davon, wenn Sie zugunsten der Bequemlichkeit (die naturgemäß in jedem Menschen steckt) Dinge erwerben, die Ihrem Körper schaden und nur dem Hersteller nutzen.

Durch »naturidentische« Aromastoffe werden die in unbelasteter Nahrung eh enthaltenen natürlichen Aromen auf billige Weise nachgeahmt und durch Geschmacksverstärker die in uns allen enthaltene Zuckersucht und andere Sehn- Süchte manipuliert. *Wer* hat *was* davon?

Übrigens: Auch vermeintliche Bioartikel können uns Dinge vorgaukeln, die nicht sind. Vor allem, wenn Sie versuchen den bequemen Junkfood auf Bioebene zu übersetzen.

Aber auch Bio- oder konservative Händler kann man sich erziehen … Trau, schau wem oder: Sie haben die Verantwortung für sich selbst!

... oder sind Sie vielleicht gern Ihr Leben lang unmündiges, nicht durchschauendes Kind?

In jeder Pilzerkrankung steckt die geistige Haltung »ich lasse mich von der materiellen Ebene überwältigen«. Positives Denken und Überprüfung der eigenen Mechanismen kann da Wunder wirken!

Was noch?

Überprüfen Sie Ihre Bekleidung darauf, daß Sie möglichst nur unbelastete Naturfasern wie Wolle, Baumwolle, Seide u. ä. tragen. Überprüfen Sie die Pflegemittel, die Sie verwenden und wie Sie schlafen, schauen Sie sich Ihre Wohnung, insbesondere Ihr Bett genau an!
Schauen Sie sich Ihre Gefühle an. Wie sieht es mit Ihren Hormonen aus? Gibt es Disharmonien? Leben Sie sich und Ihre Bedürfnisse? Und wie halten Sie es mit Ihrer Familie?

Praktische Vorschläge zur Anti-Pilz Diät

oder zur gesunden Ernährungsweise

Morgens nüchtern:
einen Eßlöffel naturreinen Obstessig, einen Teelöffel lebenden Imkerhonig in einem Glas lauwarmen Wasser verrührt. Danach Propolis auf Honig lutschen, bei instabiler Hormonlage ½ bis 2 g Gelee-Royal pur, sublingual (unter der Zunge zerschmelzen lassen).

Vor dem Frühstück:
¼ l naturreine Buttermilch, Joghurt oder Vollmilch, drei Eßlöffel hiesige Pollen mit Honig nach Geschmack verquirlen.

Frühstück:
- Frischkornmüsli und Kräutertee oder Flockenmüsli und Kräutertee;
- oder Obst und Gemüserohkost;

- oder Vollwertbrot oder Brötchen mit Butter Quark, Joghurt, Käse;
- Frisch-Marmelade, lebenden Imkerhonig, Pollen, Ei;
- Gerstenkaffee, heimische Kräutertees, zumindest reizarmer Kaffee oder Tee;
- ¼ l Vorzugsmilch – eventuell im Müsli –

In der Wertigkeit in dieser Abstufung.

Zweites Frühstück:
Wie oben, Abwechslung beachten, eventuell Brühe.

Mittagessen:
- Großer Salatteller;
- 100 g Fleisch oder ein Ei oder angemachter Quark;
- 100 g Kartoffeln oder Teigwaren oder Getreide, wie Reis, Gerste, Dinkel o. ä.

Abwechslungsreich nach der Jahreszeit gestalten. Besorgen Sie sich ein gutes Vollwertkochbuch!

Nachmittags:
- Kräutertee oder Kaffee oder leichten Schwarztee mit lebendem Imkerhonig gesüßt, eventuell Sahne;
- vollwertiges Brot mit Butter oder Kleingebäck.

Abends:
- Etwas Vollwertbrot oder Fladen;
- Käse, Geflügel, Fleisch, Ei;
- Rohkostteller;
- Milchprodukte;
- Gemüsebrühe.

Alles außer Rohkost sparsam.

Sie werden Künstler!

Wenn Sie es schaffen, kreativ zu sein, werden Sie so gut wie noch nie in Ihrem Leben essen und für Ihre gesamte Gesundheit vieles tun. Erleben Sie bewußt die neuen Geschmackserlebnisse, komponieren Sie aus den guten Dingen der Natur die ausgefallensten Zusammenstellungen, die tollsten Salate, die köstlichsten Suppen (warm oder kalt) die pfiffigsten Brotpizzen die erlesensten Leckereien und unendlich viel mehr.
Sie gönnen Ihrem Körper gleichzeitig eine intensive Grundreinigung bei der Sie jahrealte Fäulnisstoffe aus Fehlernährung beseitigen und ihren gesamten Stoffwechsel aktivieren. Vermutlich schmeckt es Ihnen so gut, daß Sie bei dieser gesunden Ernährung Ihr Leben lang bleiben werden! Denken Sie beim Einkauf und bei der Herstellung daran, daß unsere Nahrung so natürlich wie möglich bleiben sollte.
Man kann z. B. Brot und Pizza ohne Backen herstellen, das ist dann die Sonnenkost.

Das Gesetz von Ursache und Wirkung

Übrigens: Je eher und vollständiger Sie es schaffen, eine Weile so weit wie möglich naturbelassen zu leben, umso eher werden Sie sich »im Griff« haben. Das ist das Gesetz von Ursache und Wirkung.
Aber auch hier gilt: Erzwingen Sie nichts, es bringt nichts, sich selbst zu vergewaltigen. Sie geben dann nur vorzeitig auf. Gehen Sie Schritt für Schritt und bauen Sie Selbstdisziplin zunächst da auf, wo es Ihnen leichter fällt. In der Bestätigung, die Sie durch das schrittweise Erreichen finden, liegt auch die Motivation für die nächsten Schritte!

Ich wünsche Ihnen viel Erfolg
- beim Abenteuer Leben,
- bei täglich wachsendem Bewußtsein,
- bei vielen, vielen kleinen »Teilsiegen«,

– bei täglich mehr Harmonie und innerem Frieden,
– und bei der Erreichung Ihres ganz persönlichen Zieles!

Gott, gebe uns die Kraft, die Dinge zu verändern, die zu verändern sind, die Dinge gelassen hinzunehmen, die nicht zu verändern sind und die Weisheit, beides voneinander zu unterscheiden!
Leben und lieben, mit Körper, Geist und Seele - bewußt!

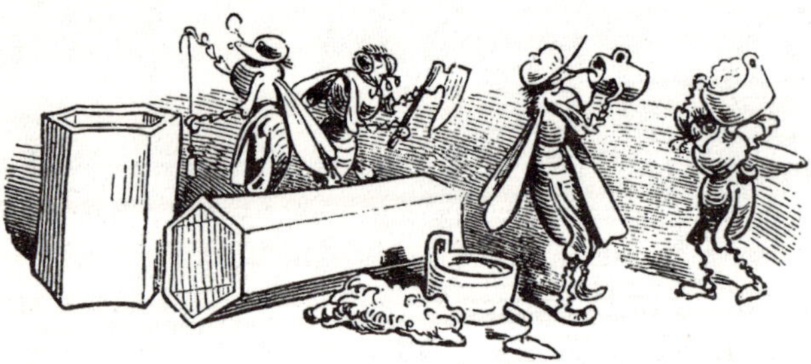

LERNEN SIE IHREN KÖRPER KENNEN!

Setzen Sie sich mit bewußtem Leben – ohne Konsumzwänge – auseinander. Lernen Sie, auf Ihren Körper zu hören.
Blut- und Gewebereinigung wird durch Brennessel-Pfefferminztee, zwei bis viermal täglich eine Tasse, unterstützt.
Äußerliche Behandlung: Wöchentlich oder bei starken Beschwerden zwei- bis dreimal wöchentlich Honigbad mit ½ Glas Imkerhonig. Ein Honigbad kann man immer einsetzen, egal ob es sich bei dem Badenden um ein Neugeborenes (Hilfe bei Wundsein und Nahrungsmittelunverträglichkeiten oder bei Unruhezuständen) oder um einen »alten« Menschen handelt. Ein Honigbad ist nicht nur ein Geheimtip für makellose, samtweiche, gepflegte Haut sondern auch als Stärkungs- und Beruhigungsmittel sowie bei Schlafstörungen, Juckreiz und Hautstörungen aller Art (zum Beispiel Psoriasis, Neurodermitis, Ekzeme, Akne) einsetzbar. Oder auch als Honigcremebad, fix und fertig durch uns selbst hergestellt – ohne Chemie. Waschen Sie sich dabei nötigenfalls mit naturreiner Honig – Lanolin Seife oder Seifenkrautmazerationen. Auch Ihr Haar wird die Pflege mit Honigbadewasser und Honiglanolinseife schätzen lernen, so mancher Haarausfall ist dadurch gestoppt worden und das Haar kann mit Propolisbalsam (als Haarwasser, nie ausspülen) sozusagen gesund-gepflegt werden.
Ich selbst stelle zum Beispiel Propolisshampoo (Konzentrat) und Propolisshampoo mit Honig (Konzentrat als Haarkur) her; die Tenside bestehen aus Auszügen von Pflanzenwurzeln und Kokosnuß. Somit wird weder unser Körper noch unsere Umwelt belastet.
Wenn Sie die oben beschriebene Behandlung abgeschlossen haben, empfehlen wir Ihnen die ständige weitere Einnahme von Honig und Propolis-

tropfen (ca. 5 bis 10 Tropfen pro Tag, aber das sagt Ihnen Ihr Körper schon) und kurmäßig Pollen, um Umwelteinflüssen und Mangelerscheinungen aus der Zivilisationskost bedingt vorbeugen zu können. Mindestens aber viermal im Jahreszeitenwechsel. Sollte Sie jetzt eine Infektion »erwischen«, können Sie sich mit einem kurzen »Propolisschuß« schnellstens aus der Affäre ziehen. Sie werden Krankheiten zwar nie völlig ausweichen können – der Körper kann aber eigene Schutzmaßnahmen schneller und kräfteschonender aufbauen.
Auch vor Streßsituationen und zum Beispiel Prüfungen können Sie sich mit hohen Pollen- und Propolisgaben in Bezug auf Ihre Widerstandskraft steigern. Streßbereiche, auch Prüfungsängste usw. werden abgebaut und die Energiereserven mobil gemacht.

Setzen Sie sich mit bewußtem Leben – ohne Konsumzwänge – auseinander. Lernen Sie, auf Ihren Körper zu hören.

Sie haben jetzt ein wenig über die Produkte der Bienen erfahren; was ist mit den übrigen Lebensmitteln, die wir degradiert und denaturiert nur noch als »Kalorienspender«, als Nahrungs- und nicht mehr als Lebensmittel kennenlernen?
Bringen Sie in Erfahrung, was Sie essen.
Vielleicht finden Sie auch den Weg zu verschiedenen Erzeugern – oder Sie »erziehen« sich Ihren Lebensmittelhändler.
Wir empfehlen Ihnen hier die Werke des Dr. Bruker, der leichtverständliche Bücher, für jedermann erschwinglich, geschrieben hat.
Aber: vergessen Sie unsere Warnung von den ersten Seiten nicht: Es kann passieren, daß Sie auch auf diesem Gebiet denken und beurteilen lernen; das Leben wird für Sie unbequemer, wenn Sie nicht mehr der brave kritiklose Konsument sind.
Und weiter: Was ist mit Ihrer Bekleidung? Wie leben Sie? Wie füttern Sie Ihre Seele? Wie halten Sie es mit der Harmonie von Körper, Geist und Seele? Wir wünschen Ihnen viele Fragen, Experimentierfreude und – mit Hilfe unserer alles heilenden Mutter Natur – ein Stückchen körperlicher und seelischer Gesundheit mehr!

Besonderes Kapitel:

Ein wenig Selbstdarstellung und besonders für unsere kranken Mitmenschen: Fast alle Erkrankungen sind durch Bienenprodukte heilbar! (Nach dem Gesetzgeber dürfen wir nicht »heilbar« sagen!)
Und das sagt – ein Imker. Welche Anmaßung? Ja und nein.
Ich bin Imker. Wir haben uns mit dem »richtigen« Leben in Bezug auf Umwelt, Ernährung, Impfung, Meditation, innerer Einstellung, autogenem Training, Yoga, Chakra, Fußreflexmassagen und vielem mehr auseinandergesetzt. Wir können helfen zu heilen. Wir können nicht heilen, daß können ausschließlich Sie selbst. Kein Arzt. Kein Heilpraktiker. Kein Fachmann irgendeiner Art. Nur Sie selbst – und das auch nur in Verbindung mit einer höheren Macht. Ob Gott, kosmische Kräfte, Natur oder wie immer Sie Ihren Glauben nennen. Aber wir sind keine Spinner – und einen gewissen Anstoß oder Wegweiser können wir Ihnen geben.
Bevor wir in die Materie einsteigen, erlauben Sie uns ein paar Worte zuvor.
Wir versprechen Ihnen, daß Sie geheilt werden.
Bedingungslos und absolut.
Wie weit – ist eine andere Sache.
Wir versprechen Ihnen keine Wunder, aber viel, viel Arbeit mit sich selbst. Sie werden sich auseinandersetzen müssen, und zwar in allererster Linie mit sich selbst. Und da wir an Ihr Innerstes rühren wollen, erlauben Sie uns das vertraute »Du«.
Du hast gelitten. Entweder unter eigenen Problemen, die sich erst nach und nach herauskristallisierten oder unter den Problemen, die Dein Partner, Dein Kind oder ein Dir nahestehender Mensch hat. Du hast das Büchlein bislang aufmerksam gelesen? Du willst, daß Dir geholfen wird. Willst Du das wirklich? Oder willst Du eine Zaubersalbe, ein Zaubermittel das aufgetragen oder innerlich genossen wird und dann »fertig« sein?
Krankheit ex und hopp?
Gesund sein, so richtig schön bequem?
Konsumgesundheit?
Ja?

Dann höre bitte sofort auf zu lesen und gebe dieses Büchlein zurück. Wir wünschen Dir dann, daß Du Deinen persönlichen Weg – wie auch immer – findest.
Willst Du experimentieren, mit Dir selbst arbeiten, Unbequemlichkeiten in Kauf nehmen und täglich neue Phantasie entwickeln? Willst Du riskieren, ausgelacht zu werden und von manchen Mitmenschen als gefährliche (oder auch gefährdete?) Person angesehen werden?
In Ordnung, dann reden wir miteinander.
Das ist wörtlich gemeint.
Jeder einzelne Mensch kann nur auf eine begrenzte Personenzahl Einfluß nehmen – wenn diese Menschen es dann auch selbst wollen. Wir sind bereit dazu. Du darfst uns auch besuchen, Dir ansehen wie wir leben und was wir gemeinsam für Dich tun können. Damit Du weißt, mit wem Du es zu tun hast, will ich mich kurz vorstellen.
Ich bin Imker – und nur durch Zufall zu der Imkerei gekommen. Da taucht natürlich die Frage auf: Gibt es Zufälle oder hat ein jeder Mensch auf dieser Welt seine ureigenste Aufgabe zu erfüllen und seine ganz persönlichen Lernprozesse zu durchstehen? Ich persönlich glaube nicht an Zufälle.
Ich bin Jahrgang 46 und lebe zur Zeit mit meiner „Biene" allein in einem alten Landhaus. Gelernt habe ich einmal ganz andere Dinge. Ich bin gelernter Kaufmann und habe durch Im- und Exportgeschäft und durch (dazu gehörende) Seefahrt vieles gesehen und gelernt. Ich habe die Selbständigkeit aufgegeben, als durch personenbezogene Erkenntnisse, durch eigene, schmerzliche Prozesse gewonnen, ein Weiterleben in der bisherigen Form nicht mehr möglich war.
Ab und an spielt einem die eigene Selbstdisziplin zugegebenerweise einen Streich, und manchmal ist es eben wichtiger, sich mit Menschen auseinanderzusetzen, als ein Brot zu backen. Aber in der Regel bekommt man die Dinge unter einen Hut und wir betrachten uns als Lernende. Ganz bestimmt könnten wir auch von Dir lernen!
Weißt Du eigentlich, wieviel Du von anderen und insbesondere von alten Menschen lernen und auch »profitieren« kannst, wenn Du nur zuhören lernst? Ich habe (vielleicht ausbildungsbedingt) gelernt, Informationen jeder Art aufzunehmen und zu verarbeiten.

Anstoß zu vielen Dingen war mein alter Imkervater und ein weiterer alter Imker. Unser Imkervater, Paul Patzer (*1909, †1993), wußte vermutlich gar nicht, was er »angerichtet« hatte. Seine Erzählungen, seine praktischen Hinweise und das komprimierte Wissen aus generationslanger persönlicher Erfahrung, haben uns den Einstieg gegeben. Seine Frau, Martha, erzählt uns aus alten Zeiten aus dem Warthegau und von dem Leben dort. Es war einfach, aber unendlich vielfältig. Martha und Paul haben uns sehr, sehr viel gelehrt.
Der andere, Georg Meier (*1913, †1995), ein liebenswerter Brummbär ersten Grades, hat mir durch Berichte aus seinen Erfahrungen mit Bienenprodukten und seinen Rezepten (er war zudem ein Schleckermaul) den Anstoß zu der Beschäftigung mit Bienenprodukten als natürliches Heilmittel gegeben.
Weitere, wirkliche Freunde, sind unsere Apotheker aus Bockhorn, die mir immer mit Rat und Tat zur Seite stehen, viele Tips gegeben haben und sich diebisch freuen, daß auch das Wissen, in Verbindung mit meinen Produkten, umgesetzt werden kann.
Ach ja, nicht zu vergessen ist der Inhaber vom alten, in Privatbesitz befindlichen, Kurhaus Dangast, Karl-August Tapken sowie seine Frau Ulrike (Natur- und Umweltschützer par excelence, und bekannt für ihren Rhabarberkuchen!), die es uns ermöglicht haben, unser Wissen und unsere Produkte über einen kleinen Stand auch an die Touristen weiterzugeben; die wiederum haben es zum Teil über große Flächen von Deutschland verbreitet. Mit Fug und Recht kann ich sagen, daß ich darunter sehr viele Freunde gefunden habe, die mir auch viele, viele Anregungen zukommen ließen. Dangast ist übgrigens das älteste deutsche Nordseebad und liegt am südlichen Jadebusen.
Gleiches gilt für Herrn J. Pfeifer, Vorsitzender des Bundesverbandes Neurodermitiskranker in Deutschland e.V., Boppard, der uns nach bestem Wissen und Gewissen im Rahmen seiner Möglichkeiten geholfen hat.
Eine alte sumerische Weisheit sagt, daß die Bienen und die Kräuter alle heilbaren Krankheiten heilen – oder daß der Mensch daran sterben muß.

Deine Nahrung sei Deine Medizin – und Deine Medizin Deine Nahrung sagt eine andere, kaum zu widerlegende Weisheit.

Wir könnten Dir hier einiges zitieren, beginnend von der Bibel, der Thora, dem Koran, dem Gilgamesch-Epos, dem Popul-Vuh sowie über die Weisen der alten Völker bis hin in die neue Zeit.

Frage: Wenn die Altvorderen so viel gesünder waren und genauso gern mit allen Sinnen genossen haben, warum waren diese angeblich so altmodisch-rückständigen dann um soviel gesünder, lebensfreudiger und vitaler als wir heute? Mit dem Verlust des lebendigen Bezuges zur Natur und der Abkehr von Liebe, Phantasie und Füreinanderdasein, zu Industrialisierung, Wurzellosigkeit, Kulturlosigkeit und Egoismus kam das Leiden der Menschen. Die Büchse der Pandorra? Aber auch diese enthielt als Letztes die Hoffnung.

Ein paar Jahre haben wir noch so zu leben wie jetzt – unbeschwert, relativ sorglos, über alles meckernd, zubetonierend, weißkittel- und fernsehgläubig. Und dann? Du kannst nicht alles ändern, aber Du kannst, wie alle Menschen, Dein kleines Mosaiksteinchen dazu beitragen, daß unsere Kinder und Enkelkinder wieder im Einklang mit sich selbst und der Natur zu leben lernen.

Was willst Du sagen, wenn Dich Deine Kinder einmal fragen, was Du getan hast dafür, daß die Selbstzerstörung im Kleinen wie im Großen in Mensch und Tier und Umwelt aufhört? Du kannst Dein Teil dazu beitragen – und die Belohnung liegt in sich selbst: Du wirst gesund werden an Leib und Seele. Das ist ein Versprechen.

Wir werden Dich nicht auffordern, Deinen Arzt zu vernachlässigen. Dein Arzt sollte, wenn irgend möglich, aber der Naturheilkunde und der Ganzheitsmedizin aufgeschlossen sein. Gebe Dir Mühe, einen solchen zu suchen! Wenn Du Dich bei einem Heilpraktiker aufgehobener fühlst, gehe zu ihm. Prüfe alles kritisch, was auf Dich zukommt! Scharlatane gibt es überall, auch unter Ärzten. Auch und gerade unter »Heilern« und Anbietern von alleinseligmachenden Lösungen. Wie sagte Martha immer: Prüfe alles, bewahre das Gute! Mache Dich selbst zum Fachmann oder zur Fachfrau für Deine Gesundheit und Dein Leben. Lasse aber Spinner und über dem Grund schwebende Menschen nicht an dich heran. Sie machen Dich kaputt!

Nun eine Reihe von allgemeinen, praktischen Tips:
Wenn wir Dich und Dein Problem kennenlernen, könnten wir Dir einen ganz speziellen Vorschlag machen, aus unseren Erfahrungen und denen vieler anderer Menschen resultierend. Dazu müßten wir dann Folgendes wissen:

- Lebensalter, wesentliche Erkrankungen, Kinder
- persönliche Problemsituation (zum Beispiel Scheidung, Tod des Partners)
- erstmaliges Auftreten und Ablauf der akuten oder chronischen Erkrankung
- Ernährung, Beschaffung der Nahrungsmittel
- bei synthetischer Bekleidung: Materialien.

Den meisten Menschen – allerdings nur bei entsprechendem Willen, persönlicher Unterstützung und Durchhaltevermögen – empfehlen wir als Einstieg eine Fastenkur. Vorbereitung: zwei bis drei Tage ausschließlich pflanzliche Ernahrung (Vollwertkost) und möglichst keinen Kaffee oder schwarzen Tee. Schwarzer Tee erscheint uns unproblematischer als Kaffee, wenn es denn anders nicht geht. Anschließend Heilfasten mit Kräutertees, gesüßt mit wenig Imkerkonig.
Wichtig: *Niemals* ohne Besprechung mit dem behandenden Arzt eine Heilfastenkur durchführen!
Zur Wichtigkeit des Imkerhonigs kamen wir bereits. Die Fastenkur kann 21 bis maximal 28 Tage dauern. Aber sprich unter allen Umständen mit Deinem Arzt! Nach persönlichen Erfahrungen sind weniger die selten auftretenden »echten« Probleme die Ursache für die Wichtigkeit des Kontaktes mit einem ärztlichen Berater, als die eigene innere Sicherheit. Dir werden viele Leute sagen, daß Du Raubbau mit Deiner Gesundheit betreibst, daß Du ohne Nahrung nicht arbeiten kannst und ähnliches. Vergiß es. Vielfältige eigene Erfahrungen zeigen, daß – bis auf einzelne körperliche Schwerstarbeiten – alle Tätigkeiten ausgeführt werden können. Da sich der Körper aber in einer noch nie erlebten Weise umstellt, ist kreislaufmäßig eine gewisse Vorsicht geboten. Beispielsweise solltest Du Autofahren nur in Absprache und unter Kreislaufkontrolle des Arztes oder Apothekers.

Nach den ersten ein bis zwei Tagen ist jedes Hungergefühl verschwunden. Aber die »Freßlust« kann bleiben. Beschäftige Dich in dieser Zeit mit Dir und Deiner Ernährung! Beschaffe Dir gute Bücher über Vollwerternährung und lese und lerne. Mache zum Beispiel Speisepläne für die Zeit »danach« und Du wirst sehen, daß Du nichts vermißt und Dich in Erwartung kommender Genüsse auch mit Kräutertees, Honig und Wasser wohl fühlst.

Sei vorsichtig mit der Beendigung der Kur! Beginne mit roher, pflanzlicher Ernährung, am besten mit einem Apfel, den Du sehr gut kaust. Danach nutze die Gunst der Stunde und stelle Dich auf vollwertige Kost um. Wenn Du es Dir nicht zutraust, zu fasten, warte! Der Zeitpunkt muß reif sein. Jeder Zwang schadet Dir, denn dann ist es kein Heilfasten, sondern Hungern. Setze Dich auf jeden Fall dennoch mit Deiner Ernährung auseinander. Entwickle Phantasie und stelle aus möglichst frischen, möglichst naturbelassenen Lebensmitteln der Jahreszeit entsprechend das zusammen, worauf Du Lust hast. Ein Koch ist der kreativste Mensch, den Du Dir vorstellen kannst, wenn er seinen Job ernst nimmt.

Werde selbst zum Heiler, indem Du mit Deiner Nahrung richtig umgehst. Unterstütze Deinen Körper, seine Selbstheilungskräfte und Dein Immunsystem durch frisches Getreide, mit einem möglichst hohen Anteil in roher Form, sei es als Frischkornmüsli, als Flocken kombiniert mit unbehandeltem Obst oder Trockenfrüchten und Pollen, gesüßt mit Imkerhonig. Iß das übrige Getreide in Form von Breien, Suppeneinlagen, geschmort, als Bratlinge mit viel Rohkost. Iß möglichst wenig verarbeitetes Obst und Gemüse, vieles roh und lagere die Gaben der Natur nicht zu lange!

Lagere richtig, suche Dir die Händler aus! Längst nicht alle Händler mit sogenannter »Bio«-Ware vertreiben auch diese. Du kannst es Dir kaum vorstellen, wieviel auf diesem Gebiet gelogen wird. Versuche, eventuell eigenes Gemüse und sei es auf dem Balkon oder Kräuter auf der Küchenfensterbank zu ziehen!

Lerne Deinen Imker kennen! Falls irgend möglich, suche Dir einen Imker in Deiner Nähe und sieh Dir aber an, wie er arbeitet oder spreche mit mir/uns - rufe einfach mal an!

Betrachte Deine Kleidung. Trage möglichst ausschließlich Naturfasern, auch wenn die Pflege mehr Mühe macht. Aber die Selbstreinigung der

Wolle und Seide und der Tragekomfort hebt vieles wieder auf. Naturkleidung ist teuer, aber haltbar. Stricken und nähen senkt die Kosten erheblich – aber nur, wenn Du mit Lust daran gehst, ist es sinnvoll.
Wie sieht Dein Bett aus? Und die Wäsche darauf? Und mit welchen Dingen umgibst Du Dich? Womit pflegst Du Dich – und Deine Wäsche, Deine Wohnung? Weißt Du, daß Du vieles an Waschmitteln und Kosmetika selbst machen kannst? Billiger und viel, viel besser als gekaufte Artikel? Freunde Dich mit Deinem Apotheker an! Frage Deinen Imker!
Betrachte aber alle vom Handel angebotenen Waren unter folgenden Gesichtspunkten:

- Inhalte (wodurch angenehm und haltbar gemacht) – Konservierungsmittel (alle E-Nummern) und Emulgatoren, die dauerhaft haltbar machen, schaden insbesondere bei gestörter Gesundheit
- Kosten – natürlich hergestellte Waren kosten teilweise mehr Geld, es muß aber auch berechtigt sein. Phantasieprodukte haben häufig Phantasiepreise.
- Fabrikmäßigkeit – Alle nicht mehr durch den einzelnen Menschen handgerührten und geschüttelten, sondern durch Chemie veränderten oder durch mechanische Einwirkung beeinflussten Naturstoffe, machen Veränderungen durch.

Denke an die Homöopathie – Wirkungsweisen sind häufig noch nicht nachzuweisen, aber unbestreitbar. Im übrigen muß auch nicht immer alles nachgewiesen werden, (wird der Nachweis oft nicht nur interessensmäßig durchgeführt?), wichtig ist doch wohl das eigentliche Helfen.
Wir selbst stellen u. a. Produkte her, die Du genausogut mit den entsprechenden Rohstoffen selbst herstellen könntest. Fabrikmäßige Herstellung würde die Wirkungsweise gewaltig beeinflussen. Wir können daher nur in begrenztem Umfange an Interessenten ausliefern. Wir sind Dir notfalls aber bei der Suche nach einem Imker in der Nähe behilflich. Warum, haben wir zuvor berichtet.
Setze Dich mit Deinen Selbstheilungskräften auseinander. Diese Selbstheilungskräfte können – mit entsprechender Unterstützung durch Ernährung, Kräuter und Bienenprodukten – *alle* chronischen Erkrankungen besiegen. Wir meinen das wörtlich, auch wenn es nicht in jedem

Falle sofort zutrifft. Alle Faktoren wie Umwelt, Ernährung, seelisches und körperliches Gleichgewicht müssen stimmen.
Wie sonst kommen Spontanheilungen wie bei den o. g. Erkrankungen und sogar Krebs zustande? (Wir beschäftigen uns nicht mit Krebs, und dürfen es auch nicht, sondern maximal mit der Unterstützung des Arztes und zur Entgiftung der Leber!)
Wir können nicht jedem helfen, es liegt auch an Dir und zuletzt in der Hand der Allmacht. Wir halten die Produkte der Bienen mit für eine der letzten uns in reiner Form zur Verfügung stehenden natürlichen Heilmittel. Unsere Umwelt ist bedauerlicherweise bereits zu sehr zerstört.
Du kannst Dich vielleicht noch daran erinnern, als Kind einen Klecks Honig auf das aufgeschlagene Knie erhalten zu haben. Gegen die Erkältung half der Löffel Honig, gelutscht oder in warmer Milch und bei Vaters Bronchitis der Huflattichtee mit Honig und Propolis.

Der Bien – wie Imker sagen – sorgt nicht nur durch seine Bestäubungstätigkeit zur Erhaltung der Artenvielfalt und zur Vermeidung der Kultursteppe, er ist wohl das einzige auf der Welt lebende Tier, das an schädigenden Umwelteinflüssen sofort stirbt. Die Biene kehrt bei einer Schädigung entweder gar nicht mehr in den Stock zurück, oder die Propolisschienen am Eingang der Bienenwohnung, der Beute, und in der Beute töten eventuelle Krankheitserreger ab oder das ganze Volk stirbt.

Um rechtzeitig die Warnzeichen zu erkennen, muß der Imker seine Völker kennen und verantwortungsbewußt handeln. Honig darf erst im Zustande der Vollreife geerntet werden und muß dann möglichst von Hand geschleudert und gerührt werden, anschließend nachreifen und dann in entsprechenden Behältern lagern.
Pollen müssen frisch verlesen, schonend getrocknet und dann unter Luftabschluß und lichtgeschützt gelagert werden. Viele im Handel befindlichen Pollen sind absolut wirkungslos und schmecken maximal noch angenehm, oder auch nicht!
Propolis muß im vollreifen Zustand geerntet werden, von Verunreinigungen befreit, schonend gemahlen oder gelöst und anschließend lichtgeschützt in Alkohol oder einer Fettphase gelöst, verwendet werden. Hier

wird besonders viel gesündigt, die zum Teil für hohe Preise – wenn überhaupt – im Handel befindlichen Präparate sind mit 2, 3, 5, 7, oder maximal 10 Prozent (von was? Von der Urtinktur, der Schüttelung, des Gesamtinhaltes?) gesättigt und haben allenfalls einen minimale Wirkung, die nicht von Dauer zu sein vermag.
Gelee-Royal richtig zu ernten, vermag nur ein sehr erfahrener Imker, der ansonsten seine Völker töten würde. Wir selbst entnehmen den Bienenbeuten nur das, was die Bienen übrig haben. Das gilt auch für den Honig für die Winterfütterung. Wirtschaftliche Erwägungen verleiten viele Imker dazu, zu Lasten der Lebensgrundlage der Völker und der Qualität des nächsten Jahres zu arbeiten. Immer dann, wenn wir vor der Entscheidung stehen, ob wir dem Bienenvolk zuviel fortnehmen, müssen wir uns fragen, ob der »Erfolg« die Mittel rechtfertigt.

Denke immer daran: wenn es keine Bienen mehr gibt, sind die Menschen schon lange tot. Dies ist nicht nur irgend ein Spruch, sondern eine Tatsache.

Lerne Deinen Imker kennen. Bilde Dir ein eigenes Urteil bezüglich seiner Verantwortung den Bienen und auch Dir gegenüber. Wie hält er es mit Pestiziden? Wie mit Tierarzneimitteln im Allgemeinen?
Wenn Du auf den Handel angewiesen bist, achte auf das neue, ab Sommer 1994 gültige Etikett des Deutschen Imkerbundes (DIB). Es bedeutet doch ein kleines Stückchen Sicherheit, auch wenn Abfüllbetriebe so manchen Honig aus Bequemlichkeitsgründen in Bezug auf die Abfüllung zu stark erhitzen, und dieser fast wirkungslos ist oder die Pflege des Honigs, das richtige Rühren zu schnell mit der Maschine geschieht oder, oder, oder.

Das Richtigste ist, einen Imker Deines Vertrauens zu finden oder mich!

Und denke daran: Wenn der Honig im Vergleich zu zwar in Deutschland abgefüllten, aber aus dem Ausland stammenden Großimkereien stammt, hat dieser niemals die Qualität gerade des deutschen Honigs, und sei er noch so billig, im wahrsten Sinne des Wortes (vergiß nie das DIB-Etikett). Aufgrund der Trachtverhältnisse hier trägt die Biene den Honig bis

zu 80 mal um und senkt dabei den Wassergehalt desselben auf ca. 16 bis 20 % (wie schon beschrieben).
Bei den Auslandshonigen haben wir einen Wassergehalt von bis zu über 70 %, da die Bienen aufgrund der Trachtverhältnisse und der Arbeit der Imker den Honig gar nicht mehr bis zur Vollreife kommen lassen können, derselbe sofort abgeschleudert und mit entsprechenden Mitteln vor der Gärung und somit dem Verderb geschützt wird.
Die Folge ist ein Produkt, welches sich Honig nennen darf, aber mit unserem Honig nur noch wenig gemeinsam hat, versetzt mit naturidentischen Aromastoffen, Farbstoffen und Wasser.
Kein Imker begreift das! Ich auch nicht!
Nur im Kunsthonig ist nicht mal mehr das enthalten.
Unser deutscher Honig wird je Volk mit ca. 12 bis 40 kg im Jahr geerntet. Bei entsprechenden Beuten und ca. alle fünf Jahre kann man mit Glück und Können durchaus auch einmal eine Rekordernte von der doppelten Menge verzeichnen. Die aufwendige Handarbeit benötigt viel Zeit und Geduld und sowohl technisches als auch naturwissenschaftliches Wissen und Können.
Und es ist auch noch lange nicht bewiesen, daß jemand, der 20 oder 30 Jahre lang Bienen besitzt, auch Imker ist. Der eine lernt es schnell, der andere nie.
Mit Preisen von DM 7,– bis DM 10,– je Pfund und bei speziellen Sorten bis zum Doppelten haben Sie dennoch nicht zuviel gezahlt, aber achten Sie auf hervorragende Ware für Ihr gutes Geld! Verschleudern kann kein Imker seinen Honig. Rechne doch selbst nach: bei dem großen Aufwand der gesamten Arbeit in der Imkerei und eigenem Stundenlohn von ca. DM 8,– (!), müßte das Glas Honig im Schnitt rund DM 18,– bis DM 21,– (je nach Tracht) kosten. Natürlich ist der Preis unrealistisch, daß beinhaltet jedoch nicht, daß es immer noch einige Imker geben soll, die Ihren Honig weit unter Preis verschleudern.
Beim Verbrauch wird man feststellen, daß er sehr sparsam eingesetzt werden kann. Als Süßungsmittel kann er ohnehin nur bis zu einer gewissen Intensität süßen, alles weitere ist verschenkt. Zum Backen wird er eingesetzt, um beispielsweise auch Brot als Triebmittel zu lockern, ein Eßlöffel reicht zur Süße und als Triebmittel völlig aus! Ähnliche Beispiele könnte

man für Getreide, Gemüse, Obst und vieles mehr anbringen, aber das würde hier zu weit führen.
Der Mensch ist ein wesentlicher Bestandteil der Natur, der er entstammt und in diesem Sinne ist er eingegliedert in ein Gefüge, aus dem er sich nur unter großer Gefahr lösen kann. Jede Lösung müssen wir mit Leiden bezahlen. Jede menschliche Regulierung dieser Leiden bedeutet neues Leiden, siehe Impfschäden, Umweltprobleme, Ihre Erkrankung und vieles mehr.
Naturnahes Leben erfordert keine Rückkehr in die Steinzeit, sondern lediglich einen kritischen Umgang mit aufgezwungenen und von der Umwelt geschaffenen künstlichen Lebensgewohnheiten, die sich auf unsere kostbarsten Werte, unser psychosomatisches Gleichgewicht und demnach unser Wohlbefinden ungünstig auswirken könnten. Suche nach Deinen eigenen Bedürfnissen und nach den Mitteln, die höchsten Anforderungen entsprechen.
Ein offenes Wort: Wenn Du gelernt hast, mit den Mitteln der Natur umzugehen, wird sich u.a. auch Deine Konsumhaltung ändern und Du wirst sehen, daß Du bei Einsatz bester Qualitäten viel weniger Geld benötigst, um Deine Bedürfnisse zu befriedigen. Dabei wirst Du mit allen Deinen Sinnen genießen – wie Dir schon u.a. in der Bibel gesagt wurde – und intensiver leben und Dir mehr gönnen können, als in der Haltung unserer derzeitigen Konsumgesellschaft machbar.
Das was Du täglich im Supermarkt kaufst, soll nicht dazu dienen Dich gesund zu erhalten, sondern muß nur Geld bringen – Dein Geld.
Ein Leben in der Symbiose mit der Natur ist eine Quelle der Gesundheit und Lebensfreude, die wir alle suchen und nur selten finden. Ein Organismus, der in einem völligen Gleichgewicht, einer vollständigen Harmonie mit seiner natürlichen Umwelt lebt, läuft kaum Gefahr, von dieser Umwelt angegriffen zu werden, und hier stoßen wir auf einen wesentlichen Punkt, der im Laufe der letzten Jahrzehnte in zunehmendem Maße in Vergessenheit gerät, und zwar der Begriff der körperlichen Widerstandskraft und der Vorbeugung im weitesten Sinne des Wortes.
Es ist besser, mit allen zur Verfügung stehenden Mitteln die organische Widerstandskraft zu stärken, um der Aggression vorzubeugen und somit die Gesundheit zu bewahren, als abzuwarten, bis man erkrankt. Dann ist

man gezwungen, die Offensive zu ergreifen und zu versuchen, mit Hilfe außergewöhnlicher und nicht ungefährlicher Mittel den früheren Zustand wiederzuerlangen, zumal die Krankheit, so harmlos sie auch beginnt, stets mit Unannehmlichkeiten einhergeht: Mißbehagen, Schmerzen, Erschöpfung, gezwungene Untätigkeit, familiäre und soziale Probleme, alles Dinge, auf die man liebend gern verzichtet.
Auch wenn ein Land einen Krieg gewonnen hat, geht es geschwächt aus dem Konflikt hervor; die Narben, die es davonträgt, sind niemals geringfügig.
Der Gesundheitszustand kann erhalten und wiedergefunden werden, wenn einige Richtlinien befolgt werden, denen wir wesentliche Bedeutung beimessen:

1. Alles daran zu setzen, damit der Organismus vor den vielfältigen Aggressionen, die seine Existenz, sein Gleichgewicht und seine Leistungsfähigkeit bedrohen, bewahrt bleibt oder ihnen widersteht.
2. Wenn die Aggression trotzdem aus irgendwelchen Gründen eine Störung des Gleichgewichtes verursacht, durch die eine Krankheit entsteht, möglichst jedesmal eine natürliche Therapie ohne toxische Substanzen anwenden und zu diesem Zweck über breitgefächerte Kenntnisse auf diesem Gebiet verfügen.
3. Schließlich in letzter Instanz und in dringenden Fällen gewisse Therapien auf Basis von Produkten einsetzen, die zwar nicht ohne Toxidität sind oder mögliche störende Nebenwirkungen auslösen, mit Hilfe derer aber eine lebensgefährliche Krise überwunden werden kann.

Das besagt, daß alle Therapien ihren Wert haben und möglicherweise brauchbar sind, daß aber keine Kategorie alle anderen ausschließt. Es handelt sich hier um ein Problem der Abstufung und Anpassung zu einer gegebenen Zeit, unter bestimmten Umständen, bei einer besonderen Person. Alle Produkte des Bienenstockes: Honig, Pollen, Propolis und Gelee-Royale gehören zu den natürlichen Therapien ohne Toxidität, die im Rahmen der Vorbereitungen und der Abwehr sowie durch Aufbau und Stärkung der natürlichen Selbstheilungskräfte und des Immunsystems, insbesondere bei der Behandlung verschiedenster chronischer Syndrome, eine wichtige Rolle spielen.

Wir empfehlen Dir folgende Produkte des Bienenvolkes:

Zur inneren Anwendung

Honig: Unter möglichst völligem Verzicht auf Fabrikzucker und Zuckeraustauschstoffen als alleiniges Süßungsmittel sowie bei Erwachsenen: täglich mindestens einen Eßlöffel morgens und abends, bei Kindern entsprechend. Wirkung: Steigerung der körpereigenen Abwehrkraft, Steigerung der Selbstheilungskräfte, Steigerung der Vitalität und vieles mehr.

Pollen: Zur Ergänzung der vitalstoffreichen Ernährung, zur Angleichung der gestörten Stoffwechselvorgänge als Tonikum und Stimulans zur Harmonisierung des natürlichen Gleichgewichtes täglich morgens und abends einen Teelöffel pur, gut zerkaut und eingespeichelt oder in lauwarmer Milch oder Kräutertee gelöst oder in Müsli, Joghurt u. ä. genossen. Am wirkungsvollsten ist Pollen aus der Gegend, in der Du lebst! Also mitteleuropäischer Pollen oder hiesiger. Bitte verzichte auch hier auf Auslandspräparate, die ähnliche Probleme wie beim Honig in sich bergen.
Propolis: Zur massiven Unterstützung der natürlichen Selbsthilfe ständig: morgens auf Honig oder mit warmer Flüssigkeit tropfenweise 15 prozentige Urtinktur in 96 Prozent Alkohol gelöst im akuten Schub: mit einschleichender Dosierung, beginnend mit ein bis zwei Tropfen, gesteigert auf den Wert, an dem Du ansprichst (personenbezogen und ernährungsbedingt unterschiedlich) und dann bei Abklingen wieder auf fünf bis zehn Tropfen pro Tag abgesenkt.
Zur Heilung führend wirkt auf Dauer eine Kombination wie oben, die aber durch möglichst natürliche Ernährung unterstützt werden muß.

Gelee-Royale
Zur Aufarbeitung des Zellsystems sowie des neuro-psychischen Gleichgewichtes. Die gesamte körperliche Vitalität wird bei täglicher Einnahme so gestärkt, daß viele, eventuell zu erwartende Krankheiten nicht eintreten. Möglicherweise haben wir hier das wichtigste Heilmittel der Welt.

Zur äußeren Behandlung

Im akuten Schub betroffene Hautstellen mit Propolissalbe behandeln, auch hier 15 % Propolisanteil und nicht nur einen Tropfen oder eine Prise in 100 ml Salbe!

Du kannst Dir Propolissalbe auch selbst herstellen. Zur ständigen Pflege bei stark beanspruchter Haut ab und an ein Honigbad mit ca. ½ Pfund Imkerhonig, in warmen Wasser aufgelöst, oder ein Honigcremebad. Möglichst ausschließlich Honiglanolinseife oder mazeriertes Seifenkraut zur Hautwäsche verwenden.

Als unterstützendes kosmetisches Pflegeprodukt kann eine Honigpropolishautpflegecreme mit Mandel- oder Jojobaöl eingesetzt werden. Sie benötigen dann kein Make-up, können dieses aber auf Wunsch verwenden. Die Haut nimmt im Laufe kürzester Zeit eine angenehme Zartheit und Tönung an, die auf dem Gesundheitszustand beruht.

Sie können aber auch die gleichen Mengen Honig mit selbsthergestelltem Quark als Maske verrühren und diese gelegentlich auftragen.

Warnung: Kinder schlecken gern!

Hier ist kein Platz für weite Ausführungen, daher nochmals unser Angebot: Nimm Kontakt zu uns auf! Schreiben werden bei Beifügung von Rückporto gern beantwortet, es kann aber auch ein paar Tage dauern, bitte um Geduld!

Und noch eine Anmerkung. Wir empfehlen uns gern mit der im Anhang beigefügten Produktliste und den Bestellkarten. Wir versuchen Dir zu helfen.

NATURBELASSENE KRÄUTER

Teilweise aus eigenem Anbau für die Trachtversorgung der Bienen – aber auch aus Zukauf – stammen die naturbelassenen Kräuter, die wir gern ergänzend zu den Bienenprodukten anbieten. Hier ist lediglich Platz für eine kleine Übersicht. Es gibt im Handel sehr empfehlenswerte fachkundige Bücher, in denen man bei Interesse Wissenswertes erfahren kann. Naturbelassene Kräuter aus biologisch dynamischem Anbau, teilweise aus Wildwuchs schonend per Hand geerntet und verarbeitet, fachgerecht getrocknet oder gedarrt.Bitte hebe alle Kräuter und Teemischungen licht geschützt auf! Verwende die Kräuter sparsam, eine Prise reicht im allgemeinen für eine Tasse Tee.

Baldrianwurzel (Radix Valerianae)
Schlaflosigkeit, Kolik, zur Ruhigstellung des Darmes, Ruhr, Schwindelanfälle, Ohnmacht

Bockshornklee (Trigonella foenum graecum)
Fieber, Halsentzündung, Angina, Verschleimung der Atmungsorgane, Kopfgrind, Diabetes (Tee), Abszesse, Furunkel, geschwollene Hämorrhoiden, Geschwüre, Nagelbettentzündungen, Gicht, Rheuma (mit Honigwasser gekochter Brei)

Bohnenhülsen (Fructus Phaseoli sine Semine)
Gicht, Rheuma, Herz, Diabetes, Steinbeschwerden

Brennessel (Urtica dioica)
Verschleimungen, alle Arten von Unreinheiten, zu starke Periode, Nesselfieber, Blase, Rheuma, Blutungen aller Art

Brennessel und Pfefferminze
wassertreibend, entwässernd, sehr wohlschmeckend

Ehrenpreis (Herba Veronicae)
20 Minuten kochen lassen! Asthma, Bronchialkatarrh, Magen- und Darmstörungen, Ausschläge, geschwüre, Scrofulose, Geschwüre am Magenausgang und Dickdarm, Husten, Heiserkeit, Lungenabszeß, Blasenbeschwerden

Hopfenzapfen und Blüten (Strobuli lupoli)
Gelbsucht, Luftröhrenkatarrh, Leber- u. Milzverstopfung, Schlafmittel (3 Eßlöffel pro Tasse)

Huflattich (Folia Farfarae)
Bronchialkatarrh, Husten, Heiserkeit, Raucherhusten, Drüsenschwellungen. Vorsicht! Maximal drei Wochen nacheinander trinken!

Johanniskraut (Hypericum perforatum)
beruhigend auch bei Depressionen und gestörtem Nachtschlaf, Kopfschmerz

Kalmus (Rhizoma calami)
Gicht, Rheuma, Blutarmut, Säure- und Gasbildung, alle chronischen Erkrankungen einschließlich Krebs

echte Kamille (Matricaria Chamomilla)
beruhigend für den Magen, innerlich und äußerlich bei Entzündungen wohlschmeckend als Kindertee mit Honig gesüßt

Kirschstiele (Prunus cerarus)
gegen Durchfall, harntreibend

Lavendel (Lavendula officinalis)
Tee: Schwindel, Depressionen, Nervenschwäche, Kopfschmerzen, Migräne, Ohnmachten, Herzbeschwerden, für die Duftschale – als Mottenschutz – für den Wäscheschrank – als Duftbad ins Badewasser

Mate grün und/oder Mate geröstet
stark entwässernd, vertreibt Hunger, sehr zu empfehlen bei Gewichtsproblemen und Fastenkuren

Odermennige (Herba Agrimoniae)
bei hartnäckigen Entzündungen im Kiefernbereich mit Propolistropfen vermischt spülen Nierengrieß, Mandelentzündung, alle Krankheiten des Verdauungsapparates

Pfefferminze (Mentha piperita)
beruhigend und wohlschmeckend, Krämpfe, schmerzhafte Periode, Kopfschmerzen, Gallenstauungen

Ringelblumen (Calendula officinales)
Entzündungen von Haut und Schleimhäuten, Riß-, Quetsch- und Brandwunden

Salbei (Salvia officinalis)
bei Entzündungen der Schleimhaut im Mund- und Rachenbereich sowie Entzündungen des Verdauungstraktes, Nierenleiden

Schachtelhalmkraut, Zinnkraut (Herba Equiseti)
zur Erhöhung der Harnmenge bei Katarrhen im Bereich von Nieren und Blase Gegenanzeige: Ödeme infolge eingeschränkter Herz- oder Nierentätigkeit

Schafgarbe (Herba Millefolii)
Kreislaufstörungen, Frauenleiden, Streß, unreine Haut

Steinlindenblüte (Tilia)
krampflindernd, schweiß- und harntreibend, gegen Wasseransammlungen

Wacholderbeeren (Fructus Juniperi)
Während der Schwangerschaft soll Wacholder nicht verwendet werden! Blasen- und Nierenleiden, Wassersucht, nervöse Störungen, Magen- und Darmbeschwerden, schweißtreibend

Großer Schwedenbitter
nach dem Originalrezept von Maria Treben

Wir hoffen Dir hiermit eine kleine Anregung mit Naturheilmitteln zur Bekämpfung Deiner Krankheiten oder auch zur Erhaltung Deiner Gesundheit gegeben zu haben.
In absehbarer Zeit werden wir sicherlich noch die einzelnen Produkte mit Fallbeispielen beschreiben und verlegen; denke Du aber bitte daran, daß wir für unsere Bienen und für unsere (Mit-)Menschen sehr viel Zeit benötigen und nicht wieder sofort zum Schreiben kommen und dies ist schon die 3. Auflage. Außerdem ist »Verlag-spielen« recht teuer. Die Thematiken sind bald unerschöpflich und es grenzt vieles an ein Wunder, was es aber absolut nicht ist.
Zum Schluß zitiere ich hier noch eine Anzeige des WWF, die ich erst kürzlich in einer Tageszeitung gelesen habe und die mich tief trifft, sicher Dich auch, aber vielleicht auch überzeugt:

Wie krank muß der Mensch sein, daß er seine eigene Apotheke zerstört?

Die Arche des Lebens brennt, und wir sehen weg. Rund 55 000 ha Tropenwald und bis zu 50 Tier- und Pflanzenarten werden Tag für Tag unwiederbringlich vernichtet. Mit fatalen Folgen. Denn die Medizin kennt heute erst 5% aller Pflanzenarten. 95 % sind also latent bedroht, ohne daß wir ihre Heilwirkung je untersucht haben. Natürliche Wirkstoffe, die morgen vielleicht AIDS heilen könnten. –
Wir sollten mit allem ruhig so weiter machen, denn unsere Dezimierung erfolgt – garantiert. Bewußt gehen wir in eine andere Ebene; wir können heute dank FCKW schon sagen: *Die Himmel öffnen sich!*

Mensch, die Zeit drängt! Und glaubt nicht, daß ich mir nur Freunde gemacht habe.

Tschüß, *Ernst Köwing und seine „Biene" (Sabine)*

Hauptstraße 21 · 26345 Bockhorn-Grabstede (Friesland)
Telefon (0 44 52) 72 90 · Telefax (0 44 52) 72 02
Handy (01 72) 9 20 53 33 · eMail: imkerei-koewing@t-online.de
Internet: http://www.imkerei-koewing.de

FALLBEISPIELE

Hier handelt es sich um einzelne Fälle, die Beispiel sein können, aber wertungsfrei herausgegriffen wurden.

Alice B., 43 Jahre, Varel
kam nach der Operation eines ereiterten Weisheitszahnes. Die Eustachsche Röhre war bereits entzündet. Behandlung: Propolistinktur mit 70 prozentigem Alkohol verdünnt als Mundspülung und jeweils 50 Tropfen pro Tag innerlich auf Honig. Nach zwei Tagen konnten die Fäden gezogen werden.

Jana, 6 Monate, Schwei
zahnte und litt unter Schmerzen und Juckreiz. Behandlung: Propolishonig nach Bedarf auf die »zahnende Stelle« getragen, schuf sofort Abhilfe.

Johanna M., 73 Jahre, Oldenburg
litt seit ihrem 20. Lebensjahr unter sehr schmerzhaften, chronischen Halsentzündungen. Jede Grippewelle wurde zur Qual. Behandlung. Tägliche Einnahme von 50 Tropfen auf Imkerhonig machten sie unempfindlich gegen übliche Infekte und führten nach einigen Monaten zur Beschwerdefreiheit auf Dauer.

Christa G., 50 Jahre, Recklinghausen
litt seit 15 Jahren unter Asthma. Sie nahm täglich bis zu sieben Cortisongaben. Behandlung: Bei Bedarf zunächst ca. fünfmal, danach auf zweimal abgebaut Propolistinktur auf Imkerhonig und täglich Pollen und Gelee Royale. Nach drei Tagen konnte auf die Cortisongaben, die seit über zehn Jahren täglich genommen wurden, verzichtet werden. Christa konnte bereits wieder Treppen steigen u. ä., was vorher nicht möglich war.

Eine private Stillgruppe, Oldenburg
wollte die Babies gegen Infektionen schützen. Behandlung: Die Mütter gaben täglich ca. ½ Teelöffel Propolishonig vor dem Stillen auf die Brustwarze (später auf den Sauger der Flasche) und wurden bis heute von Infektionen aller Art verschont. Als »Nebenprodukt« ergaben sich keinerlei Probleme mit den empfindlichen Brustwarzen, keine Entzündung o. ä., wobei die Babies teilweise über den Zeitraum des ersten Jahres gestillt wurden und auch bereits Zähne hatten! (Von der Muttermilch zum Vollkornmüsli).

Frau G., 32 Jahre, Siegen
litt unter schmerzhafter Artritis im rechten Ellbogen. Behandlung: Täglich 20 Tropfen Propolis auf Imkerhonig innerlich und Propolissalbe äußerlich täglich zwei bis dreimal aufgetragen. Der Schmerz verschwand innerhalb von drei Tagen!

Frau P., 45 Jahre, Bockhorn
litt unter Rheuma im Schulter-Nacken-Gürtel. Behandlung: Täglich Propolis auf Honig, Gelee-Royale und Pollen. Der Schmerz verschwand innerhalb der ersten Behandlungswoche.

Frau R., 43 Jahre, Dortmund
litt unter dem Fischhautphänomen. Behandlung: Täglich Propolis in hohen Gaben auf Honig, Pollen und Gelee-Royale, äußerlich Propolis in Eucerine und Honigbäder führten innerhalb von drei Monaten zum sichtbaren Erfolg, innerhalb von 18 Monaten zum Verschwinden der Symptome. Sie nimmt heute noch kurmäßig Gelee-Royale und Pollen und täglich Propolishonig.

Frau Susanne Sch., 26 Jahre, Schortens
leidet unter Neurodermitis. Sie nahm über Jahre hinweg Cortison. Behandlung: Unter Kontrolle des Hausarztes wurde die Patientin vom Cortison entwöhnt. Sie verlor sämtliche Körperhaare und litt fast übermenschlich. Bei täglicher Einnahme von Propolis, Honig und Pollen sowie Honigbädern und »Einschmieren« mit Propolissalbe hat sie nach

einem halben Jahr keine nennenswerten Erscheinungen mehr, auch die vorhandenen Allergien haben sich abgebaut. Cortison ist seit Beginn der Behandlung nicht mehr verabreicht worden, die weitere Behandlung wird noch ein gutes Jahr in Anspruch nehmen.
Hier eine persönliche Bitte: Die Zahl der Neurodermitisfälle steigt nach unseren Erkenntnissen ständig. Greifen Sie frühzeitig ein, auch wenn die Symptome noch nicht sehr ausgeprägt sind! Sie ersparen sich unnötiges Leiden.

Fr. Sonja J., 18 Jahre, Varel
leidet ebenfalls unter Neurodermitis. Der Fall ist fast ebenso verlaufen wie der vorgenannte, mit zwei Ausnahmen: Erstens ist sie abgeheilt und zweitens haben die Krankenkassen hier die Kosten unter Mithilfe des Arztes übernommen (Techniker und AOK). Die Behandlung war dadurch viel kostengünstiger! Leider ernährt Sie sich drei Jahre danach nicht mehr wie sie es sollte! – Schade –

Frau Marianne K., 48 Jahre, Schönebeck/Elbe
litt unter Migräne.Sie ruhte teilweise Tage im abgedunkeltem Zimmer. Behandlung: innerlich Propolistinktur auf Honig, Pollen und Gelee-Royale; äußerlich Propolissalbe auf die Nackenwirbel aufgetragen und *völliger* Verzicht auf Raffinadezucker. Die erste Migränewelle verlief deutlich milder, von da an blieben die Migräneanfälle aus.

Herr Willem P., 36 Jahre, Bremen
hatte eine Chemotherapie durchgemacht. Behandlung: Zubereitung aus Honig, Pollen, Gelee-Royale und Propolis wurde täglich eingenommen. Nach einer Woche waren die Leberwerte normal.

Herr Dieter K., 21 Jahre, Hamburg
hatte eine ausgeprägte Sinusitis und zwei Operationen hinter sich. Behandlung: Honig, Pollen und Propolis täglich, sowie Propolispulver durch die Nase »geschnieft«. Nach einer Woche bekam er wieder regelmäßig Luft und hat nach weiteren vier Wochen seine neu anstehende Operation abgesagt!

Herr Peter S., 42 Jahre, Bockhornerfeld
litt unter Bandscheibenschmerzen. Über zwei Jahre half keinerlei Behandlung dauerhaft. Behandlung: Nach Einrenken der Bandscheiben massierte er täglich mehrmals im Wechsel mit Propolis und Propolis – Wacholdersalbe. Nach vier Tagen waren die Schmerzen verschwunden. Mittlerweile ißt er täglich ein bis zwei Teelöffel Propolishonig. Die Schmerzen sind bis heute nicht mehr aufgetaucht.

Herr Walter T., 49 Jahre, Aachen
litt unter Leberzirrhose. Behandlung: Täglich hohe Gaben Propolistinktur auf Honig und Gelee-Royale. Nach 24 Tagen waren die Leberwerte im Normalbereich.

Frau Edith B., 63 Jahre, Berlin
hatte Wasser in den bunt verfärbten Beinen. Behandlung: Honig, Pollen und Propolis täglich, sowie Propolissalbe äußerlich. Das Wasser war binnen acht Tagen und die Verfärbung binnen drei Wochen verschwunden.

Dr. med. V., 53 Jahre, Rostock
Blut-Krebs. Hatte von uns gehört und nimmt zur Unterstützung, wie er sagt, Propolispulver in hohen Gaben auf Imkerhonig.

Frau Ulla R., 44 Jahre, Gießen
Tennisarm – Kur in Dangast. Behandlung: Honig und Propolis täglich zum Aufbau und Propolissalbe zum Einreiben. Schmerzen waren binnen sechs Stunden verschwunden. Nach ca. sechs Monaten war der Arm in Ordnung.

Frau Elfried H., 53 Jahre, Varel
chronische Lambliasis (!), kommt oft in den Tropen vor, mit anschließenden Flagelantenzysten (möglicherweise durch Pharmaka). Nimmt seit zwei Jahren Propolistropfen, Pollen und Gelee-Royale. Kann längst wieder Kartoffeln essen, was vorher verboten war. Hat seit ca. einem Jahr keine Beschwerden mehr und kaum noch Anzeichen.

Herr Dieter J., 46 Jahre, Freiburg/Breisgau
hatte ein offenes Bein seit ca. vier Jahren. Behandlung: Honig und Propolis täglich eingenommen und äußerlich Kompresse mit Honig und Jungfernwachs. Nach fünf Tagen war der Brandkranz verschwunden und nach weiteren sechs Tagen auch der in der Tiefe liegende Eiterherd. Hier hatte sich schon das erste Jungfernhäutchen wieder gebildet. Erst dann wurde Propolissalbe eingesetzt. Das Bein war nach insgesamt neun Wochen geschlossen.

Frau Martina Sch., 32 Jahre, Seevetal
Entzündung und anschließende operative Entfernung der Lymphknoten unter den Achseln und in den Leisten. Das Nässen und Eitern hörte nicht auf. Nach ca. zwei Monaten waren die Wunden geschlossen mit Propolissalbe und innerer Einnahme von Propolis und Gelee-Royale sowie Umstellung der Ernährung.

Frau Erika B., 48 Jahre, Freiberg
wissendlich keinerlei Krankheitsbilder; allein durch Überzeugung hat die gesamte Familie die Nahrung umgestellt und nimmt täglich Propolis, Pollen und Gelee-Royale, um gesund zu bleiben.

Karl T., 78 Jahre, Dangast
seit 30 Jahren (!) Maurerkrätze mit offenen Runen in den Händen. Nach drei Monaten durch Propolissalbe erstmalig wieder geschlossen.

Gisela W., 44 Jahre, Suhl
Neurodermitis seit sechs Jahren, bekam hohe Gaben Cortison sowie Cortison-Salbe. Seit gut drei Jahren ein offenes Bein. Sie nahm Propolis, Pollen und Gelee-Royale mit einschleichender Dosierung. Nach drei Wochen blühte sie so stark auf, daß sie bettlägerig für 25 Tage wurde. Die vorher gegebene Pharmaka kam aus dem Körper und näßte und tropfte langsam vor sich hin. Über Nacht war das gesamte Erscheinungsbild weg; nur noch rosa Flecken waren zu sehen, die binnen 14 Tagen ebenfalls verschwanden. Das offene Bein wurde mit Honig und Jungfernwachs leicht gewickelt. Nach zwölf Tagen waren der Brandrand sowie der Eiterherd

verschwunden. Danach wurde Propolissalbe aufgetragen. Binnen 14 Wochen war das Bein wieder geschlossen, ohne Narben und Flecke.

Willi W., 59 Jahre, Espelkamp
vom Prinzip her gesund; nimmt seit zwei Jahren regelmäßig Propolis, kurmäßig Gelee-Royale, hat dem Zucker abgeschworen und gönnt sich gute Honige. – Aus Überzeugung. – Das Bier schmeckt ihm heute besser denn je zuvor.

Georg P., 63 Jahre, selbst Imker, Quakenbrück
litt seit vielen Jahren unter Prostatabeschwerden. Pollen und Gelee-Royale halfen binnen zehn Monaten.

Christiane R., 21 Jahre, Oldenburg
litt seit mehreren Jahren an wellenartiger Migräne. Nach Einnahme von Propolis, zum Teil in hohen Gaben, sind die Beschwerden binnen vier Monaten verschwunden. In der Zwischenzeit nimmt aus Überzeugung die gesamte Familie, mit Anhang, Propolis.

Andrea G., 30 Jahre, München
litt seit Jahren unter leichten Depressionen; damit verbunden viele kleine Beschwerden. Nach Einnahme von Gelee-Royale sind binnen eines Jahres die Depressionen verschwunden und somit auch die vielen Unannehmlichkeiten. Sie nimmt Propolis und Gelee-Royale täglich weiter, um gesund zu bleiben.

Monika und Klaus B., Wilhelmshaven
haben ein Baby, Kira, geb. September 1996. Im Mai 1997 kam das Paar zu mir und berichtete, daß Kira nichts äße und wahrscheinlich am Darm (Teilentfernung) operiert werden müsse. Kira erhielt dreimal täglich ca. 1–2 g Gelee-Royale, abgelutscht vom Finger. Die Operation ist abgesagt worden und der Darm in Ordnung.

und viele, viele andere mehr …

ZUM ABSCHLUSS

Franz von Assisi hat sehr treffende Worte zu unserer ganz persönlichen Verantwortung für uns selbst und für unsere Mitmenschen gefunden, wir erlauben uns zu rezipieren und zu rezitieren:

Herr, mach mich zum Werkzeug Deines Heils;
wo Krankheit ist, laß mich Heilung bringen;
wo es Verwundungen gibt, Hilfe;
wo es Leiden gibt, Linderung;
wo Traurigkeit herrscht, Hoffnung;
wo der Tod ist, Einwilligung und Frieden.
Gib, daß ich nicht so sehr danach trachte,
mich zu rechtfertigen als zu trösten;
Gehorsam zu finden als zu begreifen;
geehrt zu werden, als zu lieben ...
Denn dadurch, daß wir uns selber schenken, bringen wir Heilung,
dadurch, daß wir zuhören, spenden wir Trost,
und dadurch, daß wir sterben,
werden wir geboren zum ewigen Leben.

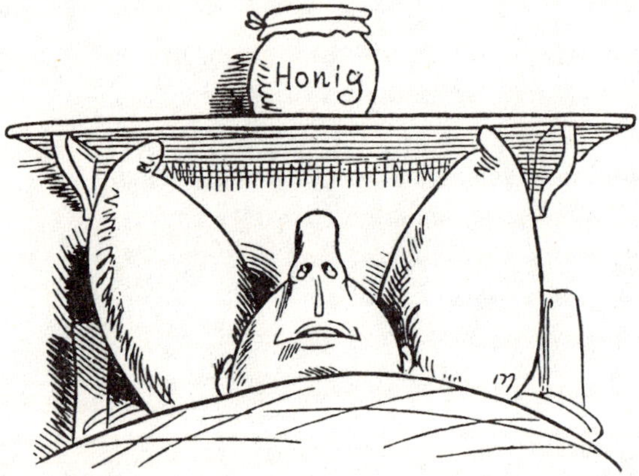
Honig

QUELLENVERZEICHNIS

K. Lund Aagaard
Apimonda-Verlag
Andreas Bergmann, Apotheker
Dr. M. O. Bruker
Wilhelm Busch
A. Carrel
Celsus
Chauvin
Deutscher Imkerbund
Dioskorides
Dr. med. Yves Donadieu
Dr. med. Emil Eckel
Dr. Fang Chu
Dr. med. F. C. Feiks
Christian Fuchs, Apotheker
Prof. Dr. Bent H. Havsteen
Prof. Dr. Dörling
Ray Hill
Hippokrates
Horaz
Prof. Dr. J. Hyrtl
Dr. med. DeForest Jarvis
Rud. Jansen, Imkermeister
Dr. med. Junge
L. L. Langstroth
Dr. med. Edith Lauda
Dr. Laviem
Georg Meyer, Imker
Dr. Morgan
Paul Patzer, Imker
Dr. F. Pawlak
Plato
Dr. Prokopivic
Dirk Rohwedder, Journalist
Prof. Dr. Scheller, Bukarest
Siegfried Stehmann, Apotheker
Dr. med. Teschke
Dr. Townsend
Paul Uccusic
Dr. nat. J. Valnet
Dr. White
WWF
Adalbert Zangerl, Imker
Dr. rer. nat. L. Zylka
u. v. a. m.

sowie einige tausend zufriedene Kunden und ein paar andere …

Danke

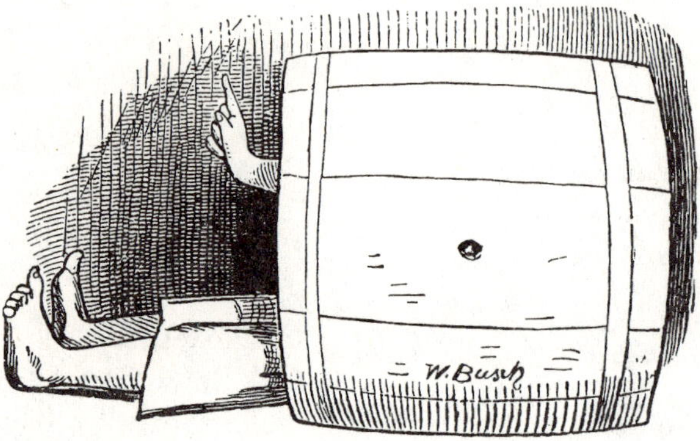

Diogenes der Weise aber kroch ins Faß
Und sprach: »Ja, ja, das kommt von das!« WILHELM BUSCH

Für eigene Notizen:

Für eigene Notizen:

Für eigene Notizen:

Für eigene Notizen: